JN309794

「賢く選ぶ百歳長寿の養生訓」
編集のことば

　私たちは，患者さんにより質の高い健康増進情報を提供したいと願い，「げんだい養生訓」（カイ書林刊行より年4回刊行）を刊行してきました．「げんだい養生訓」は，かの貝原益軒の「養生訓」の現代版として，私たち総合診療医が，自主編集しているのが特色です．この本は，これまで5年間にわたり刊行してきた「げんだい養生訓」を改めて編集し，「賢く選ぶ百歳長寿の養生訓」と題して1冊の本にしたものです．

　序章で紹介しましたように，いま「賢く選ぶ」（Choosing Wisely）という活動が，米国ではすでに50の医学会が呼応して，医療提供者だけでなく医療の受け手である消費者団体も加わって展開されています．本章ではこのような世界の動きを受けて，わが国の動向を紹介しています．健康関連情報を掲載している多くの書籍のなかで，真に信頼できるエビデンスを提供している本書を「賢く選んで」読み，このなかで推奨されている健康法を実践することで読者の健康長寿につながる，ことを編集委員は信じています．

　第1章では，「聞き書き　日野原先生の百歳長寿の養生訓」として，本年で103歳の長寿を楽しまれている日野原重明先生に聞き書きを行いました．

　第2章「賢く選ぶ百歳長寿の養生訓」では，多くの優れた総合診療医の先生達の協力を得て，主な健康問題への対処法を解説しました．

　第3章「患者のための医療学」，第4章「総合診療研究ニュース」，そして第5章「こんなとき総合診療科（家庭医療科）」では，総合診療医からの市民の皆さんへの健康増進情報を提供しています．賢い患者となって，よりよい医療を享受して頂きたいと思います．総合診療科（家庭医療科）のある施設は日本プライマリ・ケア連合学会のホームページ（http://www.primary-care.or.jp/paramedic/medical_list.html）が参考になります．

　本書を，病院や診療所の外来受付，患者図書室，患者サロンなどにお備えいただき，医療者と患者の対話を促すツールにご活用頂ければと願っています．

2014年9月
「げんだい養生訓」編集委員を代表して　徳田安春・大生定義

「げんだい養生訓」について

株式会社　カイ書林

　弊社は医書出版の傍ら，外来での患者さんの健康増進のための定期刊行物，「げんだい養生訓」を刊行しています．本誌は創刊以来5年が経過しました．本書はその5年間の掲載分を編集したものです．

　「げんだい養生訓」は現在，京都の音羽病院と北海道家庭医療センター，大分県の社会医療法人関愛会などに定期的にご購入をいただいています．これらの施設では，関連施設の写真入りで発行しています．

【げんだい養生訓】は，外来の窓口で患者さんに配布する健康情報誌です．

　げんだい養生訓の3つのメリット

　①患者さんは⇒
　　・患者さんにもっとも身近な総合診療医（家庭医，病院総合医）が吟味した健康情報が得られる．
　　・健康長寿の秘訣が具体的に書いてあるので，毎日の生活の指針となる．
　②医療専門職は⇒
　　・忙しい外来で患者さんにわかりやすく説明する際に役立つポイントが書いてある．
　　・患者さんへ正しい受診を促す際のアドバイスとして使える．
　③病院・クリニックは⇒
　　・正確かつ最新，しかも世界標準の健康情報を提供することで，医療機関としての信頼を得ることができる．
　　・名前入りの広報誌なので，自院の宣伝媒体としても活用できる．

　本誌は，優れた総合診療医の諸先生に自主編集をしていただいているのが特徴です．ご希望に応じ，施設名入りや施設名なしも製作します．詳細は，弊社にお問い合わせ願います．

問い合わせ先：
㈱カイ書林
〒113-0021　東京都文京区本駒込4丁目26-6　上原ビル1F
電話　03-5685-5802　FAX　03-5685-5805
Eメール　generalist@kai-shorin.co.jp
HPアドレス　http://kai-shorin.co.jp

「げんだい養生訓」編集委員会

*編集顧問：（順不同，敬称略）
 日野原重明（聖路加国際病院理事長）
 宮城征四郎（群星沖縄臨床研修センター長）
 小泉俊三（京都・東光会七条診療所所長）
 松村理司（洛和会ヘルスケアシステム総長）
 箕輪良行（地域医療機能推進機構蒲田医療センター）
 山田隆司（地域医療振興協会理事）

*編集委員：（順不同，敬称略）
 大生定義（立教大学教授）（編集委員長）
 徳田安春（地域医療機能推進機構研修センター）
 野口善令（名古屋第2赤十字病院）
 藤沼康樹（日生協家庭医療学開発センター）
 小嶋　一（手稲家庭医療クリニック）
 草場鉄周（北海道家庭医療学センター）

*本書の刊行にご協力をいただいた先生：（順不同，敬称略）
 横林賢一（広島大学病院 総合診療科）
 本村和久（沖縄県立中部病院総合内科）
 齋木啓子（東京ふれあい医療生協 ふれあいファミリークリニック）
 八藤英典（北星ファミリークリニック）
 星　哲哉（手稲渓仁会病院総合内科）
 仲里信彦（沖縄県立南部医療センター総合内科）
 池尻好聰（シムラ病院内科・整形外科）
 中川貴史（北海道家庭医療学センター，寿都診療所）
 孫大輔（東京大学医学教育国際協力研究センター）
 松下達彦（済生会滋賀県病院総合内科）
 大橋博樹（多摩ファミリークリニック）
 長浜正彦（聖路加国際病院腎臓内科）
 小松康宏（聖路加国際病院腎臓内科）
 宮森　正（川崎市立井田病院かわさき総合ケアセンター）
 大久保雅通（内科（糖尿病）久安医院院長）

contents

序章
  賢く選ぶ百歳長寿の養生訓
  　大生定義 vs 徳田安春 ･････････････････････････ 1

第1章　聞き書き日野原先生の百歳長寿の養生訓
  第1条：長寿のための三種の神器 ････････････････ 18
  第2条：腹八分目 ･･････････････････････････････ 20
  第3条：転ばない ･･････････････････････････････ 22
  第4条：健康診断を受ける ･･････････････････････ 24
  第5条：私の運動法 ････････････････････････････ 26
  第6条：慢性閉塞性肺疾患（COPD）にご用心 ････ 28
  第7条：水分の適量とは ････････････････････････ 30
  第8条：フェイスブックでお会いしましょう ･･････ 32
  第9条：ことばでいのちにタッチする ････････････ 35
  第10条：バイタルサインを語る ･････････････････ 37
  第11条：「いのち」を愛する ････････････････････ 40
  第12条：骨折をしました ･･･････････････････････ 43

第2章　賢く選ぶ百歳長寿の養生訓
  1．認知症はここまでわかった ･･････････････････ 46
  2．ここまできた糖尿病の診断 ･･････････････････ 50
  3．高血圧の治療 ･･････････････････････････････ 53
  4．眠れない人のために ････････････････････････ 58

contents

5. 住み慣れた家で最期の時を過ごしたい・・・・・・・・・・・・・・・・・ 62
6. むくみはどうして起こるのですか・・・・・・・・・・・・・・・・・・・ 68
7. 健診で血尿が見つかった！・・・・・・・・・・・・・・・・・・・・・・・・・ 72
8. かゆみが出た！・・・・・・・・・・・・・・・・・・・・・・・・・・・・・・・・・ 75
9. 転ばぬ先のつえ・・・・・・・・・・・・・・・・・・・・・・・・・・・・・・・・ 78
10. 体重が減った？・・・・・・・・・・・・・・・・・・・・・・・・・・・・・・・ 81
11. スポーツ医学・・・・・・・・・・・・・・・・・・・・・・・・・・・・・・・・ 85
12. せき，はな，のど・・・・・・・・・・・・・・・・・・・・・・・・・・・・・ 89
13. 知っておきたい慢性腎臓病の正しい知識・・・・・・・・・・・・ 93
14. 眼が赤い！・・・・・・・・・・・・・・・・・・・・・・・・・・・・・・・・・ 97
15. ふさぎの虫―うつ病の正しい知識・・・・・・・・・・・・・・・・ 102
16. 看取りという文化・・・・・・・・・・・・・・・・・・・・・・・・・・・ 106
17. 腰が痛い・・・・・・・・・・・・・・・・・・・・・・・・・・・・・・・・・ 110

第3章　患者のための医療学

新型インフルエンザ―治療のメリット・デメリット・・・・・・・・・ 116
「地域包括ケア」を提供する「総合診療専門医」・・・・・・・・・・・ 117
お年寄りの体調の変化をどうみるか？
　　―ひとつの病気で説明できないことが多い・・・・・・・・・ 118
睡眠剤をやめるとき・・・・・・・・・・・・・・・・・・・・・・・・・・・・・・ 119
片頭痛の治療は進んできている・・・・・・・・・・・・・・・・・・・・・ 120
甲状腺とむくみ・・・・・・・・・・・・・・・・・・・・・・・・・・・・・・・・・ 121

v

contents

ワーファリンと食事·· 122
身近なかゆみの原因·· 123
癌と妊娠の合併··· 124
体重が増える病気··· 125
エビデンスを知る··· 126
抗生剤を服用するときにプロバイオティクス（Probiotics）を······· 127
健やかな妊娠のためにできること··································· 128
そのお薬は本当に必要ですか？····································· 129
質の高い医療を受けるための「賢い選択」··························· 130
救急車を呼ぶということ·· 131
腰痛は腰の病気だけにあらず·· 132

第4章　総合診療研究ニュース
筋力が強い男性は死亡率が低い····································· 134
小児への肺炎球菌ワクチンの導入効果······························ 134
膝の痛みに対する薬剤の研究·· 135
パーキンソン病患者における太極拳と姿勢の安定··················· 135
電子カルテが診察に与える影響は？································ 136
病は気から？··· 137
質の高い家庭医・総合医を増やすと高齢者の健康状態がよくなる ···· 138
健康情報を理解する力が低いと病気の人の寿命が短くなる··········· 139

contents

胸のレントゲンを毎年撮っても肺がん死亡率は下げられない・・・・・・・140
副鼻腔炎に抗生物質が効くか？・・・・・・・・・・・・・・・・・・・・・・・・・・・・・・141
高齢者のワクチン接種・・・・・・・・・・・・・・・・・・・・・・・・・・・・・・・・・・・・・142
気分とかゆみ・・143
サプリメントは体に悪くない？・・・・・・・・・・・・・・・・・・・・・・・・・・・・・144
ビタミンEの摂り過ぎについて・・・・・・・・・・・・・・・・・・・・・・・・・・・・145
炎症は脳にも働き，全身の老化の方向へ脳が指揮棒を振っている・・・・146
満足度の対価・・147
腰痛の予防・・148

第5章　こんなとき総合診療科（家庭医療科）へ

頭痛・・150
糖尿病は，家庭医・総合診療医の得意分野・・・・・・・・・・・・・・・・・・・151
長引く咳・・151
高血圧症の患者さんの相談相手・・・・・・・・・・・・・・・・・・・・・・・・・・・・152
具合が悪いのに異常がないといわれた・・・・・・・・・・・・・・・・・・・・・・152
たかがいびきとあなどるべからず・・・・・・・・・・・・・・・・・・・・・・・・・153
「医療の基地」のススメ・・・・・・・・・・・・・・・・・・・・・・・・・・・・・・・・・・・154
「薬の整理」をやってみましょう・・・・・・・・・・・・・・・・・・・・・・・・・・・155
どの科で診てもらえばよいかわからないとき・・・・・・・・・・・・・・・・156
検査が本当に必要か？・・・・・・・・・・・・・・・・・・・・・・・・・・・・・・・・・・・157

contents

体重減少で癌が心配なとき･････････････････････････････ 158

原因不明の発熱･･･････････････････････････････････････ 158

健診は本当に必要か？･････････････････････････････････ 159

死を迎える準備について考えてみませんか？･･･････････ 160

身近なかゆみ･･･ 160

賢い患者になるために･････････････････････････････････ 161

複数の病院にかかっているとき･････････････････････････ 162

序章
賢く選ぶ百歳長寿の養生訓

医師と患者の信頼関係が，「賢く選ぶ百歳長寿」への道を拓く

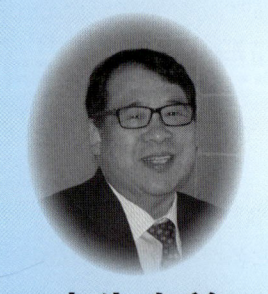

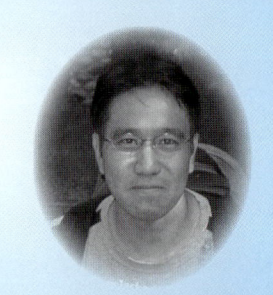

大生定義
【立教大学教授，「げんだい養生訓」編集長】

VS

徳田安春
【JCHO（地域医療機能推進機構）本部総合診療教育チームリーダー，「げんだい養生訓」編集委員】

1　最近「賢く選ぶ」ということばが話題です．この意味とその背景を知りたいのですが．

■「賢く選ぶ（Choosing Wisely）」とはどういうことですか？

徳田：米国の専門医認証機構（ABIM Foundation；米国内科専門医認定機構）が，この「賢く選ぶ（Choosing Wisely）」の活動を行っています．患者と医療者が検査や治療内容のよりよい選択ができるようなコミュニケーションを促進するための活動です．ポイントは，どのようなケアがよいかについてエビデンスをベースにしている，科学的に判断して不必要な検査や手術は行わない，害がないこと，必要性を十分に考慮することなどを踏まえて，正しいケアを正しいタイミングで行うとした点です．2002年に「新ミレニアムにおける医のプロフェッショナリズム：医師憲章」（**Box 1**）を作ったのもこの財団です．この活動は，プロフェッショナリズムの具体的な社会貢献として企画したと述べています．

賢く選ぶ（Choosing Wisely）でのメッセージはそれぞれ「5つのリスト」と呼ばれ，各学会が5項目ずつリストアップしています．これらを実行することで，50億ドル（約5200億円）医療費が削減できると試算しています．ガイドライン，エビデンス，専門家の意見をもとに注意深く選択した内容を挙げています．米国ではすでに50の医学会が呼応してさらに，30学会以上が2013年〜2014年にはリストアップされるという状況です．大事なことは，医療提供者だけでなく，医療の受け手である消費者団体も加わってこのような作業を行っていることです．患者サイドにもこのような情報が伝わることを目指しています．

このような活動のうえに全米の医学会に普及しているというのがChoosing Wiselyキャンペーンの現状です．

大生：私も「げんだい養生訓」の既刊号（第4巻3号，2013年10月号）にも書きましたが，質の高い医療を受けてもらうために治療や診断のガイドラインが作られてきています．インターネットで患者も内容をチェックできる時代になってきています．ガイドラインは，患者にあった適切な診療を供給するためのもので，大切な症状を見逃さないために，有害なあるいは無駄な検査や治療を受けないためにも有用です．日本に比べて米国では特に医療費に対しての意識が高いので，ガイドラインの順守がなされているのではないかと思われがちですが，その米国でも，腰痛症について全国規模で調査したところ，そうではないという結果がでました（JAMA内科雑誌2013年7月29日電子版）．足のしびれや麻痺などの神経症状，熱などの感染症の症状，体重減少や癌の病歴などの悪性腫瘍を示唆する所見などがなければ，腰痛があっても，画像検査はその後の結果に影響を与えず，無駄であることが知られており，このことは多くの学会からの賢い選択をとの提言（Choose Wisely；医師も患者も問い直すべき項目）が出ていますが，効果がないようです．やはり，患者だけでなく，医師もその場になると，理性的にふるまえない傾向があるようです．今後，賢い患者・医師間では，限られた資源の有効利用という点で，医療費の使い方のルールや検査・治療の有害性について見つめなおす必要はあるようです．

■日本ではどのような動きが起きているのですか？

徳田：総合診療医学の教育に関心のある医師が参加する「ジェネラリスト教育コンソーシアム」の第5回学術集会（2013年12月，名古屋）が，この「Choosing Wisely」を主題に「あなたの医療，本当はやりすぎ？─過ぎたるはなお及ばざ

るがごとし」というテーマで開催されました．その議論で明らかになったのは，プロフェッショナリズムが医師－患者の信頼関係を再構築するための重要なカギとなるということです．そのことを患者さんにも伝えたいですね．では，なぜそれが「げんだい養生訓」なのでしょうか．検査も検診も賢く選ぶ時代になってきたからです．欧米で医師と市民に向けて，診断や治療において賢く選択することをねらった運動（Choosing Wisely）がうねりとして起きている．日本でも早晩このようなうねりが起こると思います．

大生：私は，Choosing Wiselyキャンペーンの前提の方が大事だと思います．5つのリストを金科玉条にしてしまう危険があります．目的は医療者と患者さんのコミュニケーションの刺激になるようにしなさいと言っているのです．

徳田：日本はかなり深刻な状況にあるといってよいでしょう．

　街中でタバコを吸っている人を見て，「タバコを吸うな」という話ではないのです．そうではなく，日本の医療関係者たちが，エビデンスが無く，有害性もありうる脳ドックやPET検診をやっているから，自ら反省しないといけないのではないかと言っているのです．それがプロフェッショナリズムです．害を与える恐れのあるテストを行っていることに対して，医師はもっと発言していいのではないか．医療財政も破たんしている．そういう時代に，どうみてもおかしいと思われる過剰医療を放置しているのはいかがなものかと言っているのです．

　本書の出版が，そのような声が広がる役割の一端を果たしてくるように期待します．

2　医師が賢く医療をして，患者が健康で幸せに生きることができるようになるには，どうすればいいのでしょうか．

■ **40歳代女性が受診しました．乳がん検診を受けるように友人に勧められた．受けたほうがいいですか？**

大生：まず本人にどう思うかを聞きます．ニーズを明らかにします．受診行動も，本人の意思でなく家族に言われてくる人もいます．どういう背景で受診したか．これはがんになりやすいかどうかを知るためです．がんになりやすい人には検診はからり役立つし，なりにくい人にはあまり役立ちません．実は妊婦

のエイズ検診は，90％以上が偽陽性ですが，事前確率が低い状態でスクリーニング検査をすると，そういうことも起こりうるのです．ですから検査が絶対でないということをわかったうえで受けて頂くということと，偽陽性が出たときの気持ちはどうなのかよく聞きます．それでも，確認したい，正常か否かを知りたいと言えばやっても良いが，害も起こりうることを説明します．

そして検診をしてもしなくても，長期的な長い経過のものは，今すぐと言う必要はないので，時間的な余裕があるから，もうすこし時間をおいて受けても良いですよ，そのような説明もします．

徳田：人間それぞれ背景因子が異なります．病気になりやすい危険因子を持っている方，たとえばがんでしたら遺伝的な素因はありますので，医学の教科書にもどのような家族歴を持っている方に素因があるかが記載されています．肉親に乳がんの方がいらっしゃる場合は，そうでない場合と比べると異なります．そのような因子も考慮しながら，できるだけ医療者側から十分な情報を与えて，賢く選択していただきます．

大生：事前確率（条件付確率の一種で，証拠がない条件で，ある変数について知られていることを確率として表現する：検査前確率ともいう）が低い人にも，どうしても調べたい，確認したいという人が多いですから，そういう方の場合は害になる場合もあるし，診断がはっきりしない場合生検をして調べるということも起きてしまいます．それでもやりたいと患者が望む場合，医師側はやらざるを得なくなると思います．もしかしたら時代が進み，もし医療資源が少なくなってきたら，どこまでやっていいかをもう少し厳密に医師は考えなくてはならなくなるかもしれません．賢い選択は，時代，社会環境によって変わっていくでしょう．相対的なものなのです．

徳田：先日のジェネラリスト教育コンソーシアムでも議論の内容としては検査や検診が主でしたが，従来その領域をわれわれ医師は集中的に取り組んできました．しかしもっと大事なのは，背景にある検査を受ける人たちの社会環境，地域でどのような生活をしているのか，健康に対する意識のありかたではないでしょうか．その視点からわれわれ医療者が発言することは少なかったのですが，本当はそれが大事ですね．たとえば「メタボ健診」（厚生労働省が，2008年度からメタボリック・シンドロームの予防・改善を目的とする新しい健診制度を導入する計画を打ち出し，健康保険組合にメタボ対策を義務付けた）一つを取り上げても，こういう結果なのであなたは食事療法をやりなさい．引っか

からなかったらやらなくていい．ひっかかったら指示を与えて，そうでなかったらOK，ではなくて，一般の人がコンセンサスとして，こういうのが皆にとって健康的でないかという考え方が共有できたらいいと思います．

大生：地域医療については，これまでは家庭医が主な担い手であろうと言われてきました．これからは，病院総合医もそうだし，病院の内科医であっても地域全体の人口を背景にした見方をしていくことも，高齢者が増えてきていますから，大変重要な視点だと思います．もう1点，全体的な視点と個別の視点ということも難しいですね．人間はみなそうだと思いますが，自分のことになると思いが変わるのです．医師もそうだし，患者さんもそうだと思います．冷静に考えたらそうだという科学的・理性的な面と，実際自分がそうなったときにどうするかという感情の面が出てきます．たとえば検査データで異常が出たとします．自分は確率が高くないからほぼ大丈夫と頭でわかっていても，万一だということになるとやっぱり余分なことをして確かめたくなるのです．そのような違いもあるということと，それをやっぱり人間の性として一応許すということをしないといけない．皆の意見がそうだから絶対そうしないといけないという考え方になってしまうと危険です．賢い選択をする患者さんになりなさいという話をするときに，医師は「シマウマ探し」はしないというが，もしかして医師は間違っていて自分がシマウマの場合だってあるのです．もしかしたら自分がシマウマではない可能性がないですかと聞いてごらんなさいと私は言うのです．

3　医療不信を解消するための道筋を教えてください．

■最近「医師に殺されないための~」という本が本屋さんに目につきますが，この医師批判の状況はどう思いますか？

徳田：医療不信がかなり深刻になっていることの表れだと思います．個々人の医師が悪意を持って診療している人はいないと思います．しかしこのような本が売れたりするのを見ると，医療とは信頼関係が基盤となって成り立っている世界ですので，この不信感の横行には医師のプロフェッショナリズムの揺らぎを感じます．

大生：ドイツの文豪ゲーテも「医師を本当に信ずることができないのに，やっぱり医師に頼らなくてはならない」と書いていますよ．いまプロフェッショナ

リズムのことが言われました．賢い選択を患者さんとやっていくときに，医師の専門性としてのいろいろな要素をまさに発揮する場面です．卓越性としての知識，技術を熟知し，社会状況を理解して説明責任を持つ．共感・他者の気持ちが理解でき，人間性はどうか．卓越した学識とともに社会性と人間性の両面が確立していないと正しい対応ができません．

徳田：イギリスのミュア・グレイさんが「患者は何でも知っている—EBM時代の医師と患者」（中山書店，2004，**参考文献1**）という本を書きました．IT時代に入って患者さんがPubMedの消費者向けページを見るような時代です．情報を調べて患者は受診する．またこの人は，「医師を信ずる方法」という本（**参考文献2**）も書いています．医師からある選択を出されたときに，医師に「あなたならどうしますか？」と尋ねなさいと書いています．あるいは「あなたの奥さんだったらどうしますか？」と．それで検査するか，検査しないかを決める．基本的に医師の推奨は正しくて信頼できるのですが，しばしばそうでないことがあり，グレイとギーゲレンジャーはその理由が次の2つがあるとしています．一つはdefensive medicine（防衛医療），見逃したらまずいのでとにかく検査をやろう．もう一つはfinancial incentive，経済的なインセンティブです．病院が黒字にならないと学会にも勉強会にも行けないし高額な医療機器も買えない．相当深刻だと思います．だから欧米でもこのような本が出版されてきたのです．日本でも医師不信の本が売れているのを見ると，本書のような本の狙いが的を射ているのでしょう．

■本書は，医師と患者の溝を埋めて，どうすれば問題解決ができるのかを示す啓発書です．

大生：関心を持ってくれる人は買ってくれます．患者さん全体は，無関心な人，お任せなど，様々の方々でなっているので難しい．関心のある人に正しい情報を発信していくことが大切です．ジェネラリスト教育コンソーシアムで徳田先生が言っていた，innovator（先覚者），early adapter（早期賛同者）にきちんと伝えることをしないといけない，全体がこうだから何もできないというのではなく．

徳田：そういう意味ではプロフェッショナリズムについて現在の日本の医師がどのように考えているかを知りたいですね．地域医療や救急医療はかなり厳しいです．救急車の謝絶が当たり前となっているようです．学閥で患者をやりとりしたり断ったりすることもみられます．私が研修教育を受けた沖縄ではあり

えないことが起きています．沖縄では救急車を断ることはありえません．プロフェッショナリズムの観点からどうでしょうか？日本の各医学会が，この状況に発言していませんが．

大生：日本学術会議の提言：全員加盟制医師組織による専門職自律の確立－国民に信頼される医療の実現ために－　など（http://www.scj.go.jp/ja/info/kohyo/pdf/kohyo-22-h130830.pdf）改善のためにいろいろと仕組みは考えています．弁護士会のような全員加盟の団体があって，自分たちが自己規制をすることもよいと思います．しかし，制度的にもどこかの段階で医師だけではなく，患者にも入ってもらわなければならないと私は考えます．

徳田：沖縄で普通にやられている救急医療が本土では成立していない．真に患者のための医療を実践している病院や診療所が少ない．もし私が厚生労働大臣だったら，初期研修は国民の血税で行われているわけだから，初期研修終了後は少なくとも2年は地域医療に従事する．このような提言を行うためにも，米国のInstitute of Medicine（IOM）の様なものがあっていいでしょう．本来，外部にそのような意見を求めるはいかがなものか．自らが率先してプロフェッショナリズムを示すのがプロだと思います．

大生：おっしゃるようにautonomy（自律性）の問題ですね．

徳田：沖縄は戦後最も医師数が少なかった地域でした．琉球大学医学部の最初の卒業生が1987年，そんな島がやっていることができないのがおかしい．

　沖縄の離島で，無医村の竹富島があります．竹富島の住民の平均寿命は沖縄でも上位でした．小泉俊三先生が言うように医療が関与している部分は少ない．竹富島の暮らしが，貝原益軒の暮らしをやっていたのです．沖縄でやったのは救急医療中心でした．それで交通事故の患者を助ける．これが最低限の医療であるというところから始まったのです．京都の洛和会音羽病院の松村理司先生も沖縄県立中部病院に国内留学で来られて，その後舞鶴市民病院で研修・教育を展開し現在のような総合診療専門医養成のメッカを立ち上げたのです．

　沖縄で行われたような臨床研修プログラムが全国で行われることになりました．これからはエビデンスをシェアする医師患者関係を構築できる医師を養成することが必要です．

大生：こういう話はプロフェッショナリズムの文脈で展開するということに賛成です．総体的，総合的に，多様な選択をしていくのはプロフェッショナリズムの実践です．救急患者を断らないというのは大事です．

徳田：それぞれの健康は，患者さんを巻き込んだ形で行った方が良いのです．どういう医療がよいのか，どういうライフスタイルをやりたいのか．

■プロフェッショナリズムを患者さんにどう説明しますか？

大生：人のために尽くすために専門職に就いているのですから，その前提に基づいて，知識，技術，物事の考え方をもって診療にあたらなければなりません．もちろん，絶対的な正解はないので，社会的な文脈などいろいろなことがあるから，ある状況では絶対にこうしなければならないというのではありません．マニュアルにないものをその場で出していく．そして常に患者のことを考えているというのがプロフェッショナリズムだと思います．

徳田：Choosing Wisely も今回ジェネラリスト教育コンソーシアムで取り上げて，脚光を浴びています．ポリファーマシーもこのコンソーシアムが声を挙げました．「提言―日本のポリファーマシー」（尾島医学教育研究所，2013）は，われわれが出版してよかった．薬剤師に出されたら面目なしです（笑）．「Choosing Wisely」も，検査技師より先にわれわれが出さなければなりません．

大生：医師を含め多くの人々は，それは医師の問題ではなく，患者さんや社会の問題だと考えるのかもしれません．医師が言っても患者さんや社会はそうは考えないというように責任を転嫁してしまい，自分の問題とは考えないのかもしれない．

徳田：処方するのは医師ですから，医師が頭を使えば解決する問題です．Choosing Wisely もそうです．検査をオーダーするのは医師だからとはいっても，人間ドックは保険診療でないから医師には関係ないという意見も一理あります．ところがそれで要再検査とされた人が病院の初診外来に来ます．このような患者さんであふれる病院の初診外来がパンクして，本当に医療を必要としている人が受けられない．CEA（腫瘍マーカー）が 8.5 と言ってくるのです．すると無症状なのに胃カメラなどをやらざると得ません．検診の胃カメラは保険診療でやるべきでないという論点から言うと最後まで自費診療でやるべきでしょう．

　M. Feldman 先生（カリフォルニア大学サンフランシスコ校教授，J GIM の編集長）がきたときに，「日本には人間ドックというのがある」と話したところ，「それはなんだ」ということで 1 時間ほど説明しましたが，それはプロフェッショナリズムに反すると叱られました．脳ドックやＰＥＴ（ポジトロン

断層法)ドックにエビデンスがないのは明らかです．日本の医学会は政治的な分裂を繰り返していますが，政治をやる前になすべきことがあるのではないでしょうか．それで彼と共著でBMJにレターを投稿しました．

　医療問題を取り上げるとき，最後は倫理の話になります．今回のChoosing Wiselyも，小泉俊三先生がジェネラリスト教育コンソーシアムで，1992年に最初にプロフェッショナリズムを起草したHarvey先生から活動が出てきたとおっしゃったのも納得されます．大生先生がジェネラリスト教育コンソーシアムに出席したのもこの文脈からではないでしょうか．

大生：大事なテーマです．それをどのように医師全体に共感してもらい，患者さんを巻き込んで少しずつ共感の輪を広げていきたいのです．

徳田：反論もあることでしょう．

4　読者は信頼できる情報を探しています．

■**そこで総合診療医はどのような役割を果たしますか？**

徳田：大生先生のように，一貫してこのテーマに取り組んでおられる方はいません．だからわれわれは期待しているのです．

大生：徳田先生の強い意志を聞いてうれしいです．プロフェッショナリズムを背景にこの市民向けの正しい情報提供を推進していくということですね．それを契機に医療者と患者さんの溝を埋めていく．

徳田：名古屋のジェネラリスト教育コンソーシアムが今日の話の下地になっています．

大生：徳田先生の眼から見ると，当たり前だということが，今やられていないということですね．器材，設備はたくさんあるし，人も大勢いるのに．

徳田：スキルがないというのもあります．当直医が救急患者の受け入れができない．それがおかしいから，2004年に新医師臨床研修制度が始まったのです．マスコミの論調は，この研修制度のおかげで地域医療は崩壊したので悪いとされています．10年前の議論を忘れています．本来医学会は，健康情報を市民向けにわかりやすく提供する活動を行うべきです．

大生：最近は学術集会では，市民向けの公開講座が企画されていますが，まだまだ目的，趣旨が不十分なものもあります．

徳田：日本プライマリ・ケア連合学会がそのモデルとなるようなことをやっていただけるとありがたいですね．そういう意味では本書は記念すべき出版となります．

大生：縦わりの分野の専門医ではない，横断的な総合診療医は，これが大事で，これは大事ではないという重み付けがわかる．このテーマは総合診療医が発言しないといけないですね．

徳田：地域に基盤をおいて活動している先生方が多いので，このテーマを地域で共有しながらやっていくといいと思います．味方はたくさんいます．

大生：総合診療医の重要性を高めるのには良い話題だと思います．

徳田：昔のかかりつけ医は，継続して診ている患者さんが亡くなられるときは夜中でも来て「ご臨終です」と言っていた．私の知り合いの眼科医は，自分の携帯電話の番号を自分の患者全員に教えています．信頼が強くなり，評判がいいです．L. ティアニー先生（カリフォルニア大学サンフランシスコ校）も自分の携帯電話の番号を外来患者全員に教えているそうです．

大生：教えれば連絡が多くなるかというとそうでもない，患者さんも不要・不急な連絡はやたらにしませんよね．医療の基本は信頼関係です．それがないと何をやってもうまくいかない．

徳田：水戸協同病院に救急外来経由に入院する患者700人を調べました．その5％は，薬の副作用でした．それで個別のケースを見ると，ひとりの患者が5つのクリニックを受診しているから，だれがかかりつけ医かわからない．われわれが困るのは，どういう薬を飲んでいるかわからないことです．かかりつけ医がいればそれがわかる．

　今日本では中小病院が経営難ですが，開業する医師が増えている．そこで私はオープン・システムがいいのではないかと思います．開業する医師が自由に使えるベッドを確保する．救急車で搬送される患者は開業医がフォローしているので本来はかかりつけの先生が主体的に診療するとよいと思います．患者さんも喜びます．沖縄の一部の開業医は以前からやっていることです．

大生：患者も医師もこれでいいのかという疑問を持ってもらうことが大事です．これは正しいのです，ではなくて，いろいろな場合があるから，選択肢は1つではなくいくつもあるということと，信頼関係をどのように築いていくかがポイントですね．そのためにはお互いに，自分はどう思っているのか，どうしたいのか．さらに人の思いや気持は変わりますから，変わることを許す．傾聴，

共感などというスキルに基づいて，いかに上手に自律や考え方を伝えて行ってさらに考え方を持ってもらえるようなコーチングも必要です．

徳田：私は，基本的に性善説です．悪い人はいない．システムの問題だと思います．だから医学会，マスメディア，出版社といういろいろな場からこのテーマを展開してほしいのです．小泉先生や大生先生などの Key Person を目標にして活動します．将来のジェネラリスト教育コンソーシアムで，プロフェッショナリズムを取り上げたいと思います．マイケル・サンデル先生（アメリカ合衆国の哲学者，政治哲学者，倫理学者．ハーバード大学教授）の白熱教室のようにして．サンデル先生は医療倫理の専門家でもあります．

大生：先生，多くの方々に理解していただけるようにマイルドに，そして常に忘れずにおくために過激にお願いします．

　「げんだい養生訓」は米国の Mayo Clinic Health Letter をモデルにしました．いい問題提起だと思います．Choosing Wisely も全ての状況にあてはまるものではないし，その局面で考えていかなくてはなりません．

　大事な問題なので言い続けていかなければならないと思います．賛同者が増えていくまで．徳田先生は沖縄でいい教育を受けましたね．

徳田：それを無駄にしないためにも，今アクションが必要なのです．読者は信頼できるリソースを探していると思います．

大生：この本の帯は，「答をみる本ではありません」「考え方を提案する本です」（笑）

徳田：そろそろプロフェッショナリズムに反してきました．おあとがよろしいようで…

Box 1
新ミレニアムにおける医のプロフェッショナリズム：医師憲章

米欧内科3学会・組織合同による Medical プロフェッショナリズム Project メンバー

序 文（Preamble）

　プロフェッショナリズムは，医学の社会との相互契約の根底をなす．プロフェッショナリズムは，医師の利益よりも患者の利益に重きを置くこと，高い水準の能力と誠実さを有し続けること，健康に関して社会に専門的助言を与えること，を要求する．医のプロフェッショナリズムの原則と責任は，医師と社会の双方から明瞭に理解されるものでなくてはならない．この契約にとって根底をなすものは，個々の医師および医師全体としての誠実さ次第で決まる公衆の医師への信頼である．

　現在医師は，テクノロジーの爆発的発展，市場原理に基づく圧力，ヘルスケア供給の問題点，バイオテロリズム，そしてグローバル化に直面している．この結果，医師は患者と社会に対する責務を果たすことが困難となりつつあることを認識している．これらの環境においては，すべての医師により追求されるべき理想であり続ける医のプロフェッショナリズムの基本的，普遍的原則とプロフェッショナリズムの立場から尊重される事柄を再確認することが，尚一層重要となる．

　医師は，至る所で多様な文化と国家的伝統の中にいるが，彼らはヒポクラテスまでルーツをさかのぼる治療者（healer）としての役割を共有している．実に医師は，複雑な政治的，法的，そして市場原理に基づく圧力と戦わなくてはならないのだ．さらに，医の供給と実践には大きいバリエーションが存在し，一般的原則は複雑な形あるいは微妙な形で具現されるのである．これらの相違にも関わらず共通のテーマが浮かび上がり，3つの基本的原則および一連の明確な職業的責務としてこの憲章の基礎が形づくられる．

基本的原則（Fundamental Principles）
患者の福利優先の原則
　この原則は患者の利益への奉仕に身を捧げることを基本としている．利他主義（altruism）は，医師患者関係の中心となる信頼性に寄与する．この原則は，市場原理に基づく圧力，社会的圧力，管理上の強い要求によって動じてはならない．

患者の自律性（autonomy）に関する原則
　医師は患者の自律性を尊重せねばならない．医師は患者に対して正直であり，且つ患者が治療に関して十分に説明された上で決断できるようにしなければならない．患者自身のケアに関する自らの決断は，倫理的実践に従っており，不適当なケアへの要求とならない限りにおいて，最も重要でなくてはならない．

社会正義（social justice，公正性）の原則
　医師は医療資源の公平な分配を含めて医療システムの公平性を促進せねばならない．医師は，人種，性別，社会経済状態，民族，宗教，その他の社会的カテゴリーに基づく医療上の差別を排除するために，積極的に活動せねばならない．

プロフェッショナルとしての一連の責務（A Set of Professional Responsibilities）（略）

要 約（Summary）

　ほとんどすべての文化や社会において，現代における医療の実践はかつてない要求に取巻かれている．これらの要求は，一方に患者の正当なニーズといくつかの要素との隔たりが増加しているからである．すなわち患者の正当なニーズとこれらのニーズに答えるために利用可能な医療資源との間，医療システム変革における市場力への依存性増大との間，そして医師に患者の利益を最上のものとする伝統的な責務を捨てさせようとする誘惑との間に根ざしている．この動乱の時代にあって医の社会との相互契約を忠実に維持するためには，われわれ委員会メンバーは，医のプロフェッショナリズムの原則に対する積極的献身を再確認しなければならないと信じる．医のプロフェッショナリズムは，医師が個々の患者の福利に対する個人的責務のみならず，社会全体の幸福のための医療システムを向上させる集合的努力を必要とする．医のプロフェッショナリズムに関するこの憲章は，このような献身を促し，視野と目的が普遍的な医療職のための行動計画を促すことを意図している．

出典：内科専門医会誌 Vol. 18, No.1 2006 February
＜認定内科専門医会会長諮問委員会（プロフェッショナリズム委員会）訳＞

【参考文献】

1） ミュア・グレイ「患者は何でも知っている—EBM 時代の医師と患者」中山書店、2004.
2） G Gigerenzer, M Gray: Better Doctors, Better Patients, Better Decisions: Envisioning Health Care 2020; 2011, MIT Press.

第1章
聞き書き:日野原先生の百歳長寿の養生訓

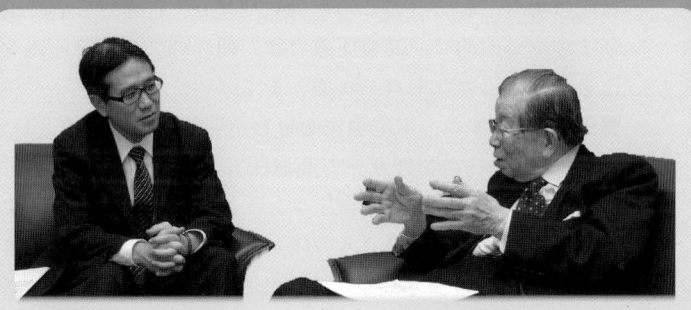

聞き手
徳田安春先生
JCHO〔地域医療機能推進機構〕
本部総合診療教育チームリーダー
医師や看護師の教育に熱心に取り組んでおられます.

日野原重明先生
聖路加国際病院理事長
今年(2014年10月)に満103歳の長寿を迎え,
ますますお元気に活躍されています.

第①条
百歳長寿のための
三種の神器を備えなさい

日野原：健康づくりのためには，血圧，体重，体温の管理が大切です．この3つについて，市販されている一般的な計測器具を「三種の神器」として用意しましょう．

徳田：長寿をもたらす器具ですから三種の神器と呼ぶにふさわしいですね．管理のポイントについてお聞かせください．

日野原：まず，血圧についてですが，高齢者では「モーニングサージ高血圧」と呼ばれるひとが多く，若年者や成人の体内リズムとは異なっています．私の血圧の場合，朝方5時ころは低いですが，6時から7時頃にかけて最高値となります．一般的に，高血圧患者は，朝5時ころに降圧剤をほんの少し飲むと血圧をよりよくコントロールできます．

徳田：そうですね．家庭血圧を毎日定期的に測定するということが大事ですね．そして，「モーニングサージ高血圧」があるひとは主治医に相談して，服薬時刻を調節してもらうと，血圧コントロールもよくなりますね．

日野原：体重は30歳のころの体重を保ちましょう．私の体重は今62kgですが，30歳のころの体重と同じです．

徳田：すばらしい体重管理ですね．特別なダイエットをやっていらっしゃるのでしょうか．

日野原：最近は基本的に1日1400キロカロリーに自己調節しています．概算でもいいのでカロリー計算ができないといけません．朝は，牛乳にオリーブオイルを入れて飲み，ビスケットを食べます．お昼は，病院の地下の売店で，別の種類のビスケットを買って食べます．プロテインとビタミン，ミネラルを含むビスケットがいいですね．朝と昼が粗食ですので，夜は贅沢にします．メニューではトンカツ定食が大好きです．

徳田：朝と昼はあまり摂られないということですね．おなかがすくということはないのでしょうか．

日野原：おなかがすくということはありません．おなかがすくということは集中力が足りないということです．

徳田：恐れいりました．最近のファミレスなどではメニューにきちんとカロリー表示がなされていますので，カロリー計算がしやすくなっていますよね．肥満大国アメリカでは，ジャンクフードでカロリー表示を義務化するような動きがあります．日本でもやってほしいですね．ダイエットに励む若い女性がマックで食事しているのをみると…（笑）．ところで，先生の体温の動きはどうでしょうか．

日野原：体温も朝5時ごろに測ると35℃くらいで低くなりますが，数時間を経て平熱36℃台までになります．ところで，よくある誤解が，37℃以上で「発熱がある」というのがあります．私の体温は，朝起きた直後は35℃3分くらいです．ですから36℃以上になったら発熱です．37℃以上を発熱とみなすのはこどもと青年くらいです．年齢とともに，体温は徐々に下がって，私のように35℃台が平熱となります．そうすると私の体温が36.5℃というと，子供の38℃にほぼ匹敵するということになります．

徳田：研修医のみなさんが「老人の肺炎では発熱がないことがある」ということがありますが，あれは体温の解釈を間違えているということですね．

日野原：そうです．「老人の無熱性肺炎」という診断は間違いです．ほとんどの肺炎患者では発熱はあるのです．患者さんが入院したら，「あなたの平熱は何度ですか？」と聞きましょう．全部37℃を境にするのが間違っているのです．

徳田：今日はありがとうございました．年齢別の発熱の定義を表にまとめました．

■ 年齢別でみた発熱の基準

小児＞37.2℃
大人＞37.0℃
老人（65歳以上）＞36.8℃
老人（75歳以上）＞36.6℃
老人（85歳以上）＞36.4℃

第②条
腹八分目

日野原：私たちが健やかに生きるコツは，古き世の賢人によって書かれています．江戸時代に貝原益軒（1630〜1714）は，有名な「養生訓」で腹八分目と諭しています．益軒は医師ではありませんでしたが，今日の健康科学を，素人の身でありながら勉強して，庶民の健康教育にあたった人です．今日の日本人がモノや食べ物の過剰な中で，飽食の生活をしていることに早く気づいて，腹八分目の中庸の道をとることを私は勧めたいと思います．

徳田：先生は小食とうかがいました．

日野原：はい．1日に1300キロカロリー．タンパク質は牛乳や魚，肉をよくとります．朝はミルクコーヒーにジュースか果物，バナナくらい．

徳田：お昼は？

日野原：時間がないから，牛乳1パックとクッキー3つくらいが多いです．夜はご飯を2/3膳と野菜をたっぷり．あとは普通にお肉でも魚でもとります．ただ動物性の脂肪は少なくして，植物性の油と野菜を十分にとります．パーティに行ってもサラダから食べ始めます．

　今の人はご馳走を食べるでしょう．動物性脂肪も多く，糖分も多い．これだと60歳代で動脈硬化になってしまいます．これは理想食ではありません．飽食のマウスと空腹のマウスを比べると空腹のほうが長生きします．厚生労働省のエネルギー摂取量に比べると私は低いですが，植物性の脂肪は若さを保つ秘訣と思ってとりました．体重は，25歳くらいのときの1割増しの体重を生涯続けるのが一番いいのです．

徳田：病院の食事についてはいかがですか？
日野原：食養生が治療の一番の基本であるという考え方は，日本の病院にないですね．治すのは薬と検査だという考え方で患者も病院も食事に重きを置いてこなかった．
徳田：牛乳1パックとクッキー3つではおなかが空かないでしょうか？
日野原：おなかが空くということは集中力が足りないことを示しています．仕事や勉学に集中していればおなかは空かないのです．
徳田：野菜中心では体力や筋力は維持できるのでしょうか？
日野原：中国の野生のパンダは草のみ摂取していますがすごい筋力を持っています．植物性タンパク質は優良なのです．
徳田：たしかに長寿食で有名な沖縄の伝統料理でも豆腐をうまく使っていますね．ゴーヤーチャンプルーでは，ゴーヤーと豆腐と卵のコンビネーションが絶妙の味を作り出していますよね．昔の沖縄では，普段は野菜と魚を中心した食生活で，たまに豚肉を使った料理（ソーキやアシテビチ）を食べていました．ヌチグスイという沖縄方言は，医食同源を意味しているとのことです．
日野原：食養生が長寿の一番の基本であるということですね．

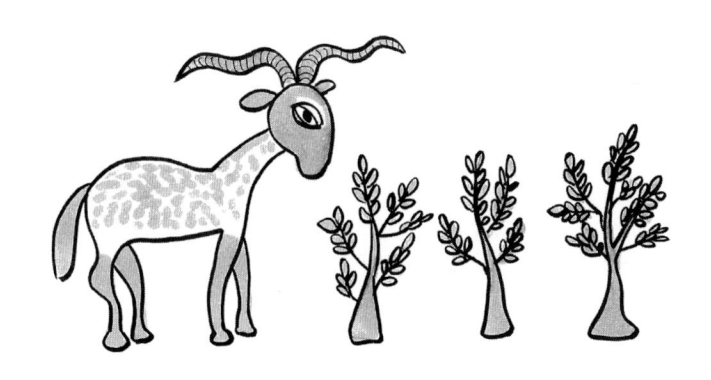

第③条
ころばない

徳田：今日は，高齢者に多い転倒の問題をお伺いします．
日野原：寝たきりの原因の1つが転倒による骨折です．そのためには，筋力をつけることが予防にもつながります．健康長寿の秘訣は，「筋力の維持」です．歩くことはとっても大切で，コツは「大股で素早く歩く」ことです．

会議に出かけるとき，車での移動が多いものですから，日常生活や近場ではできるだけ歩くようにしています．空港へ行くと動く歩道があるでしょう．あの上を歩いている人と競走するんですよ．10kgくらいの荷物を両手に持ってですよ．できるだけ大股で．それでね，追い抜くと「やった！」と思うんですよ．

徳田：長寿の島である沖縄で，肥満や糖尿病が増えている主因は，運動不足にあるといわれています．日頃のレジャー的な運動習慣の欠如もありますが，日常生活が車に依存した「モータリゼーション化」していることが問題と思います．いつでもつねに歩く習慣を続けたいところですね．
日野原：聖路加国際病院の建物内では二階か三階くらいまでなら，なるべくエレベータを使わず，階段を一段おきに上がっている．聖路加看護大学で三階の教室に行くとき，急いでパーッと上がると間違って四階まで行っちゃうことがあるの．

徳田：若さを保つ運動法を教えてください．
日野原：下半身の筋力維持には「スクワット」が最適です．椅子に座って，手を使わずに立ったり座ったりを10回ほど繰り返すだけでよいのです．朝晩やれば効果倍増です．

私は，朝と夕に体操をします．腕立てを20回，スクワットを40回できるだけ速くやります．若く見られるためには首が大切です．肩を動かさないで，首だけでさっと後ろを見ることができるように．「首回し運動」はお風呂に入っているときにもやります．たとえば，振り返る時に身体ごと後ろを向くのは老化の最たるもので，首だけスッと後ろを向けるようにならなきゃダメ．毎日腹式呼吸で，吸う息と吐く息は1：2が基本で細胞を若返らせます．だから私は，うつ伏せ寝を勧めたりもしています．

徳田：運動で筋力をつける場合，下半身の鍛練が重要ですよね．大腿四頭筋は，体内で最も大きな筋肉です．この筋肉を鍛えると，全身の筋力がアップしやすくなると思います．

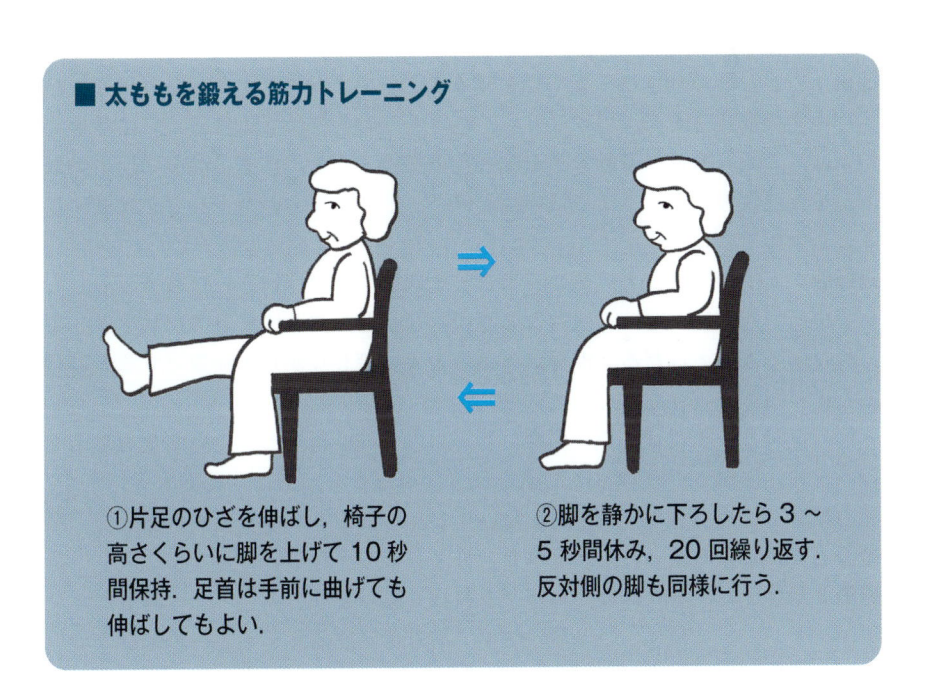

■ 太ももを鍛える筋力トレーニング

①片足のひざを伸ばし，椅子の高さくらいに脚を上げて10秒間保持．足首は手前に曲げても伸ばしてもよい．

②脚を静かに下ろしたら3〜5秒間休み，20回繰り返す．反対側の脚も同様に行う．

第④条
健康診断を受ける

日野原：私は昨年健康診断を受けました．通常の健康診断に加え，体力測定や認知症の検査，生活状況についてのアンケートなども含めたさまざまな検査を受けました．このように私は，数年おきに健診を受け，年を重ねるにつれての数値の変化を調べています．

徳田：自己管理の基本は「まず己を知ること」ですね．さすが，日野原先生です．血圧の測定などのように，「エビデンスの確立された健診項目」は重要ですよね．ご老人では，老齢による脆弱化の指標として，体重の減少，握力の低下，歩行速度の低下，日常生活の活動低下，そして気力の低下などを評価することも大切ですね．

日野原：入院や健診など，受け身の自分を観察するのは新しい体験でおもしろいですね．例えば，問診を受けたときに，どう返答すれば自分の現状をよりよくわかってもらえるだろうかと，言葉を上手に探しながら，検査をする人に対応しました．

体力を測るときには，負けず嫌いで実力以上の結果を出したいと全力をふり絞ります．医師というのは聴診器を使う仕事だから，やはり聴力も大切です．聴力検査では担当者が，「30代と変わりませんね！」とほめてくれました．医師としてはもちろん，音楽が好きな自分としてもうれしいことでした．

徳田：健診を受ける際には，スポーツ競技に臨むときのように，ベストなコンディションにしておきたいところです．前日は暴飲暴食をせず，睡眠を十分にとり，朝食も抜きにして臨みましょう．さすが，日野原先生は超人的な聴力をお持ちですね．最近，イヤホンでミュージックを高音量で聞いている若者が多いですとても心配です．騒音性難聴といって，そのようなひとは将来難聴は必発です．難聴では音楽や会話を楽しめなくなりますので，QOLが下がります．音量は控えめがよいですね．

日野原：百歳という希少な検体ということもあり，自身の健康状態を知るためだけでなく，一般的な老人の代表として自分の体をサンプルとして提供しています．内科医の結果説明によると，大きな病気はなく，血液検査でも特別な問題はない．血圧が少し高いが，降圧剤を飲んでいるので，よくコントロールされている．脈波速度も正常で健康状態は極めて良好と診断されました．

徳田：日野原先生は，血液検査結果などの貴重なデータを社会貢献としてご提供されるというのがすばらしいですね．ところで，脆弱化の予防には，筋力や持久力が重要といわれています．日野原先生はなにか特別な筋トレなどをされているのでしょうか．

日野原：直近の3年間で脆弱化はありません．下肢の蹴る力と歩行速度がやや落ちてきていること，眼をつぶった際のバランスが不安定であるという変化が見られので，つまずいて転ぶなどの危険性があります．よく歩くことはもちろん重要だが，足首に軽いおもりをつけて，あおむけの姿勢で下肢を持ち上げるなどの簡単なトレーニングを試みる価値はあります．脆弱化は元へ戻すことは難しいので，予防的トレーニングは大変よいことです．

徳田：さすがですね．恐れ入りました．健診を継続して受けて数値の変化を知ることも大切ですが，その数値をみて，予防的トレーニングなどを行うことがより重要ですよね．たとえば，メタボ健診を受けて，メタボ群といわれても，運動や食事療法を行って，数値を改善させなければ意味ないですよね．メタボ健診が役に立たない理由は，行動変容をもたらすような確立した手段なしにただ検査だけやるからでしょう．世界でメタボ健診を行っているには日本だけですよね．やはり，予防には実践が必須と思います．

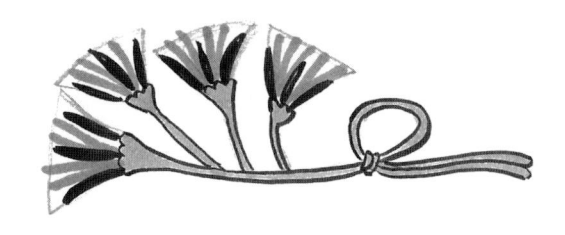

第⑤条
私の運動法

徳田：「文藝春秋」の 2007 年 3 月号に「百歳で現役，健康心得 10 ヶ条」という題で日野原重明先生を紹介した記事が出ています．
* 少食：腹八分目は科学的にも正しい．80 歳から 1 日 1300 キロカロリーに．30 代の体重や腹囲を保つと良い．
* 植物油をとる：ヤシ油以外のものなら OK．肌のハリを保つ．肌のハリは，気持ちのハリにつながる．細胞を若く保つには，大豆製剤のレシチンを温牛乳に入れると良い．
* 階段は一段飛びで（これはちょっと危険かも）．
* 速歩．
* いつも笑顔で．
* 首を回す：後ろから呼ばれた時，肩ごと身体を向けるのではなく，首だけ回すとはつらつと見える．
* 息を吐ききる：吐ききると腹式呼吸が簡単にできる．新鮮な空気がたくさん身体に取り込める．
* 集中：仕事，趣味に時間を有効に使うためには集中することが一番大切．
* 洋服は自分で購入：服を選ぶことは楽しい．おしゃれになると，歩き方までかわる．
* 体重，体温，血圧を測る：自分の身体は自分で守る．日々の変化を記録する習慣を．ベストの数値を知っておく．自分の 30 代の数値に似ているはず．
　ところで，今回は，日野原先生の運動法を教えてください．
日野原：①腕立て伏せ（いすの背を持って，腕立て伏せを 20 回します．いすは体重がかかっても動かないようにしっかりと固定してください）②スクワット 40 回③首の体操（首を前後，左右に動かします．風呂に入った時にすると良い）

徳田：「1に運動，2に食事，しっかり禁煙，最後にクスリ」―．これは厚生労働省が掲げている生活習慣病対策の合言葉ですね．「大豆製剤のレシチンを温牛乳に入れると良い」ということですが，豆乳でもよいかと思います．また，「おしゃれが健康によい」というのは，すばらしい着眼点と思います．性的健康 sexual health という概念もありますね．性的に魅力がある人はいつまでも若いですよね．ところで，1に運動とあるように，生活習慣病予防には運動を取り入れることが一番です．しかし，習慣としてスポーツを今までしてこなかった人は，急に重い腰を上げるのは難しいことですね．

日野原：スポーツだけでなく，日常生活の中で通常発生する身体活動も含めたものを「運動」であると考え方を変え，体を意識して動かすようにしましょう．

例えば，通勤のバス・電車は，散歩がてらひと駅前で降りて早足で歩いてみたり，いつもは車で買い物に行っている場合は自転車に変えてみるなど少しだけ工夫するのもよいでしょう．このようにスポーツだけでなく毎日の通勤中の歩行，買い物時の自転車などの生活活動も健康のために役立つのです．

徳田：NEAT が注目されています．NEAT は Non-exercise activity thermogenesis の略語です．運動以外での熱消費のことです．通勤や通学，散歩，買い物，家事，庭いじり，掃除，地域でのボランティア活動，などが重要な運動ですね．ところで，歩くことも運動ですが，効果的な歩き方はどのような感じでしょう？

日野原：同じ歩行でも歩き方によって消費するエネルギーは異なります．少し息が弾む，少し汗をかく程度の「有酸素運動」が効果的です．これまであまり体を動かしてこなかった人は，まずは現状の歩数に1日1000歩（時間にすると約10分程度）増やすことから始め，慣れてきたら少しずつ歩数を伸ばしていきましょう．

徳田：自家用車の利用を最小限にして，自分の足であるいて，必要に応じて公共交通機関を利用する，というのが勧められますね．電力や石油エネルギーの節約にもなります．最期に，安全に運動を行うためのアドバイスをお願いします．

日野原：肥満解消や健康のためにと，急に慣れない運動を行って反対に体を壊してしまっては本末転倒です．事故の予防と運動後の疲労軽減のために，歩行運動の際にも準備運動と整理運動を必ず行いましょう．

また，現在，通院している人は主治医に相談してから始めるようにしましょう．特に，血圧の高い人は注意が必要です．運動前には血圧のチェック，体調がすぐれない場合はすぐに運動を中止するなど，自分自身に合った調整をしましょう．

第⑥条
慢性閉塞性肺疾患（COPD）にご用心

日野原：慢性閉塞性肺疾患（Chronic Obstructive Pulmonary Disease：COPD）とは何かと，よく聞かれますが，実は日本人の寿命が延びて高齢化するにつれて増加する慢性病の中で一番注意を要するものです．この病気は，呼吸器の病気で，日本呼吸器学会がこの病気のガイドラインを初めて発表したのは1999年ですが，その10年後，つまり2009年に改定3版として次のようにわかりやすいガイドラインが発表されました．

「たばこ煙を主とする有害物質を長期に吸入暴露することで，生じた肺の炎症性疾患である」．つまりたばこの煙に含まれるニコチンその他の有害物質に気道が触れることで起こされる炎症のことです．

徳田：そうですね．呼吸機能検査で，1秒間に思いっきり早く空気を吐かせ，排出された排気量を1秒量といいます．

この検査で肺から排出される空気の量（肺活量）に対して，この1秒間に吐き出される量（1秒量）の割合を調べることで，肺機能低下の程度がわかります（1秒率とよばれます）．COPDは息（空気）を吐き出しにくくなる気流閉塞をきたす病気であり，その診断の必須項目としては，気管支拡張剤（気管支をひろげるくすり）を吸入しても1秒率が健康者の計測値の70％以下であるということがあります．

日野原：先のガイドラインは次のように続きます．

「気道閉塞は，末梢気道病変（気道の奥の気管支－細気管枝）と気腫性病変（肺胞）がさまざまな割合で複合的に作用することにより起こり，進行性である．臨床的には徐々に先んじる体動時の息切れや，慢性の喀痰を特徴とする」．それがCOPDなのです．COPDには，気管支が狭くなるタイプ（気道病変性タイプ）と肺胞が壊れる気腫型とがあります．COPDは病気が進むまで自覚症状がない．それでつい医師の診察を受けることが遅れます．

徳田：そうですね．大量長期の喫煙歴が COPD の最大の危険因子ですよね．喫煙歴は，国際的には Pack-years（1日喫煙箱数・年数）で示されることが多いですね．

　わが国は以前からブリンクマン指数（1日喫煙本数・年数）が用いられていますが，ブリンクマン指数を20で割れば Pack-years を求めることができます．疫学データでは，男性で喫煙が 40Pack-years 以上，女性で 30Pack-years 以上はハイリスクといわれています．このような人々では，症状がなくても呼吸機能検査すると COPD が認められることがあります．最も重要なことは禁煙です．症状があるかたは，吸入薬の適応となることがありますが，症状がなければくすりなどを処方することは少なく，禁煙をサポートしていくことになります．

日野原：そこでたばこを吸っている人，今は禁煙していても，昔は喫煙していた人は COPD にかかっている人であることがあります．日本人は米国，カナダに比べて喫煙率が高いので，日本人の40歳以上の COPD 有病率は 8.6％，患者数は 530 万人と推定されています．しかし，2008 年の厚生労働省の調査では，そのうち 17 万人程度しか治療を受けていないとのことです．

　たばこを吸う人は肺がんになる率が非常に多いことからも，喫煙者の寿命は短いことは確かです．かぜをひいたり，インフルエンザにかかると，COPD の人の死亡率は特に高いことを併せて伝えたいと思います．人間ドックの検査では必ず肺機能検査を行うので，この際1年1回の人間ドックもお勧めしたいですね．

徳田：まさに，「かぜは万病のもと」なので，予防接種も必要ですね．毎年のインフルエンザ予防接種に加えて，肺炎球菌ワクチンの接種も受けるとよいとアドバイスしています．とくに，かぜ（ウイルス性急性上気道炎）がきっかけとなって急性増悪を起こし入院となる患者さんや，人工呼吸器が必要となる患者さんがおりますね．かぜの予防には，規則正しい生活，充分な睡眠と栄養をとること，人混みを避けることが勧められます．最近の研究では，ココアを飲むことやうがいの励行もよいといわれていますね．

第⑦条
水分の適量とは

日野原：最近は，道を歩く人も，電車に乗っている人もオフィスで働く人も，水の入ったボトルを体から離さず持って行動しています．このようなことは，20年前からのことで，アメリカや欧州に旅行した日本人が，外国人をまねてからの行動だといえるでしょう．水だけでなく，ボトルの中にカリウムとかナトリウムという電解質を適当に混ぜてのボトルも最近はかなり普及しています．

　これは，いろいろな病気を持っている人，特に入院患者にはどのような量の水分や電解質を補給すべきかが，医学界で問題になってからの影響であり，日本でこれを臨床医に教育するテキストを最初に書いたのは，私でした．私は当時アメリカで出版されていたJ．L．Gamble（1954年）の教科書を参考にして書きました．

　私は1955年（昭和30年）1月に「水と電解質の臨床」という単行本を医学書院から出版しましたが，この本は4年後には4版を出し，日本中の内科や外科や麻酔科の臨床医のテキストになったのです．

徳田：すばらしいですね．水・電解質の知識は研修医にとっても非常に重要な項目ですよね．さまざまな病気で水分と電解質の異常がでてきますが，これを上手に評価してケアすることが大切ですよね．どの科に進む医師も研修時代にはかならず水・電解質の教科書を自分で買って精読するように勧めるようにしています．

大人が必要な水分，どれぐらいが適量か

日野原：私たちは喉が乾くという感覚を持つのは，体の中に水分不足，すなわち脱水が起こったからです．私たち大人の体重の約6割は水であり，体の骨や筋肉や脂肪分が体重の40％を占めるのです．この60％にも上る水分が55％や50％に減る．たとえば大量の下痢を起こすコレラを発症すると体重の10％以上の水分を失い，水を注射で補足しなかった患者は2，3日で脱水で死んだのです．

徳田：コレラで極度に脱水となった患者さんの顔貌はかなり特徴的で，ヒポクラテス顔貌（眼球が陥没して頬がくぼんだ顔）とも呼ばれていますよね．ヒポクラテスによって記述されたといわれています．

欧米旅行中の日本人…汗かかなくても，皮膚から水分蒸発
日野原：夏季にアメリカや欧州を旅行すると，空気は乾燥しているので，汗をかかなくても不汗蒸発という形で皮膚の面から水分が失われるのです．だから，日本の欧米旅行者はいつも喉が渇くので，水のボトルを下げて歩いたり，室内でもボトルを机の上に置いて仕事をするのです．日本人が欧米旅行中は十分に水を飲んでよいが，日本では汗をかかないのに，やたらに水を飲むとそれは結局尿として排尿されるばかりです．

　日本で生活している人で尿量が多いのは，ビールやジュースとしてたくさん飲むか，老人になって腎機能が悪くなって多尿となるためです．

　心臓病のため，水分が体中に貯まっている時には利尿剤を飲むと，体内の浮腫は減り，体重は減少するのです．今まで強心剤と言われるものの多くは，実は利尿剤であったと言えます．

　ところで日本人の正常の体の中の水分は体重の60％であり，水の不足かどうかは体重の増減で分かるのです．

徳田：そうですね．短期的な体重の変化はほとんど水分の動きですね．ボストンマラソンでの研究でも水分を取りすぎたランナーは血中の電解質濃度（ナトリウムなど）が異常低値になっていたという結果が出ていますね．カフェインも利尿作用が強いので，カフェによく行く人のなかにも水分が不足しているひともいると思います．

水の摂取量，2,000 mL 以上は飲み過ぎ
日野原：日本では，夏発汗するときは十分に水をとってよいが，発汗がなければ1日の水分は1,000〜1,500 mLでよく，発汗する場合には，水の摂取量は2000 mLにまで増やしてもよいが，それ以上は飲み過ぎということになります．

徳田：貴重なアドバイスをありがとうございます．過ぎたるはなお及ばざるがごとし，ですね．英語でも more is less ということがよくいわれます．アリストテレスもいったように，何事も「中庸」がよいですね．

第⑧条
フェイスブックで
お会いしましょう

日野原: 私は今年（2014年）の10月4日で満103歳を迎えます。そして医師としてだけでなく，「新老人の会」の活動や，また未来の平和をつくる小学生の子どもたちに「いのちの授業」を行っています。

徳田: 長生きの秘訣は先生のように新しいことにどんどんチャレンジをしていくことですね。100歳記念のテレビ番組を拝見してとても感動しました。番組の最後のシーンで，背伸びをするところは世界一幸せのようでしたね。ところで，「新老人の会」について教えてください。

日野原:「新老人の会」は12年前に発足しました。75歳以上の元気なシニア会員だけでなく，60歳以上のジュニア会員，更に20歳以上のサポート会員のために，毎週1回は全国にある42の「新老人の会」地方支部に出かけていって，講演と音楽の大集会をもっています。会員は現在1万2000名を越えたところです。

徳田: 社会貢献をしている老人の会ということですよね。「老人」という言葉は尊敬語ですので，大切にしたいことばですね。
　「老子」「老中」「大老」などのことばにもあらわれていますね。ボランティア活動をやっている老人は幸福度が最高レベルに高いという研究結果もでていますね。曽野綾子さんも言っているように，老人は，消費のみでなく，ボランティア活動などの社会貢献もお願いできればと思います。そして幸福度を高めてほしい。ところで，「新老人の会」の活動は何が特徴ですか？

日野原:（1）愛し愛されること，（2）創（はじ）めること，（3）耐えること。
　以上の3つをスローガンとし，「子どもたちへ平和と愛の大切さを伝えること」をミッションとして活動しています。

徳田: 日本における代表的な哲学者である西田幾多郎さんは，その著書「善の研究」で，善とは愛することであり，それが「正義」を意味すると述べていま

すね．また，知ることの究極は愛することと述べていますね．そして知識の終着駅は「愛」である，というすばらしい結論がでていますね．数年前に，「平和が最大のパブリックヘルスである」と，日野原先生が言われたことが，いまでも記憶に強く残っています．子供たちに平和の重要性を教育することは医師にとっても重要ということがよくわかりました．ところで，先生も最近はフェイスブックを始めたそうですね．

日野原：現在の1万2000名余の会員数をもっと増やして，「新老人の会」のスローガンとミッションを大きな国民運動としたいと思って考えたのが，フェイスブックを通して会員を増やそうという作戦です．

　私が全国各地で講演するとき，その地方の人たちは大勢集まってこられますが，もっと全国的に私たちの思想を伝えるためには，「フェイスブック新老人の会」を活用することだと気づき，現在毎朝フェイスブックを通じて私のその日の行動を詳しく発信しています．

　ところで，これを受けられるのはどうしても平素i‐Padを使っている20～40歳代の人たちということになるのでしょうが，その人たちは毎日のように私と接することができるというわけです．

　「みなさん，おはようございます．日野原重明です．今日は次のスローガンで一日を精一杯お送りください」

　「みなさん，生きがいをもって今日を始めてください．生きがいとは自分の人生の役割を見出すこと」

　そのような私の呼びかけに，もっとみなさんは前に向かって歩む自分を発見するでしょう．

徳田：自分もフェイスブックなどで，医学生や研修医向けの勉強会の開催通知を行うなどしています．とても便利で，人びとのネットワークがどんどん広がるように思います．医学生主体の勉強会が全国各地で広がっており，大学を超えた連携も加わって，これは「うねり」となる可能性がありますね．イノベーションを起こさせるツールでもあり，これをうまく活用すると楽しいですね．もちろん，医師としては，患者情報の秘密保持などで，守らなければならないプロフェッショナリズムがありますので注意すべきではあります．先生は，生きがいを持ち続けるための最近の工夫はありますか？

日野原：私は毎年，ひとつ，今までにやったことのないことを始めることにしています．99歳の時にはストレッチ運動を始め，以来朝と夜寝る前に毎日ストレッチをしています．俳句を始めたのは98歳の時，そして今年は童謡を作曲し絵描きさんに素敵な絵を添えてもらって子供が喜ぶような本を出版しよう

と決めています．いつも前向きに新しいことを考えています．これは，私の生きる姿勢そのものですね．
　この「げんだい養生訓」で私の原稿を読んでくださっているお仲間たちにもぜひ，私のフェイスブックを毎朝開いて，今日の日をスタートさせてください．
「新老人の会」のフェイスブックはこちら
　　http://www.facebook.com/shinrojin
「新老人の会」のホームページはこちら
　　http://www.shinrojin.com/

徳田：100歳からのフェイスブックはすごいですね！新しいことに挑戦し，ボランティアもやって，長生きし，子供たちに平和のたいせつさを伝える．すばらしいご活躍です．わたしも，運動，アート，ボランティアなど，実践を行いながらフォローしたいと思います．

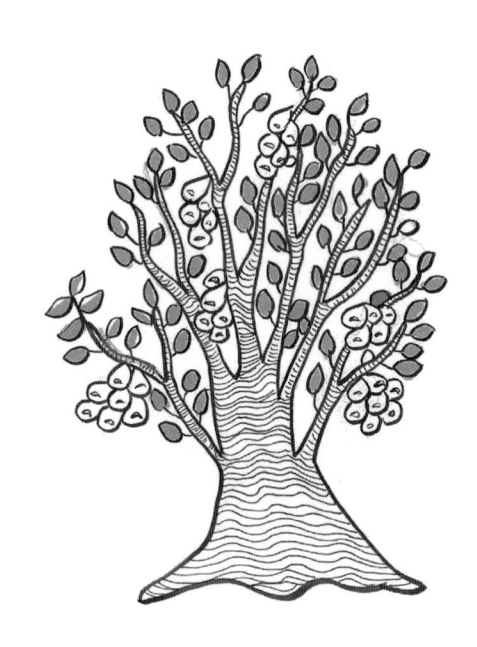

第⑨条
ことばでいのちにタッチする

日野原：私はもう70年以上医師として患者さんと接してきました．患者さんと接するとき「いのちに寄り添う」ということばを大切にしています．まずは温かいまなざし，そして温かい手で接する．徳田先生，私と握手してください．

徳田：先生の手は温かいですね．身体診察をするとき，わたくしはかならず手を診ることにしています．爪の形や色，手相線の色，皮膚の硬さや厚み，皮疹，手のぬくもり，などをチェックしています．いろいろな病期の診断の鍵が手を診ることから得られます．それにしても日野原先生の手は温かく，手のひらの皮膚が美しいですね．皮膚年齢が若いです．タバコを吸っていないということが皮膚年齢を若く保つために最も重要ですから，先生がタバコを吸われなかったということの証明ですね．

日野原：タバコは吸ってはいけません．それから，患者さんと接するとき，その人の心の中にしみこむようなことばを見つけて会話します．

徳田：ことばは大切ですよね．医療面接では，「共感」が重要とされていますが，相手の気持ちを十分理解していることをきちんとことばで伝えることが重要であると研修医には指導しています．

日野原：私がことばの重要性について考え始めたのは，ソクラテスのことばからです．弁論家ゴルギアスとの問答で，「医師もまたことばを使うプロフェッションだ」と述べています．哲学者はことばで論議をする人でしょう．私たち医師も，どういうことばを使うかによって，患者さんへ接する深さが変わってくる．だから医師にとってもことばが非常に大切であるというのです．

徳田：ソクラテス式の問答法は教育にも応用できますよね．ハーバード大学哲学部門のマイケル・サンデル先生の有名な講義「Justice」では，ソクラテス式の問答法が効果的に使われていますよね．自分もカンファレンスにソクラテス式の問答法を使っています．ところで，先生は，「心にしみこむことば」をどうやって見つけるのですか？

日野原：私の場合，長い生涯の間に感性が磨かれてきたのでしょう．22歳のとき結核を患って1年間寝たきりの日々を過ごしました．アメリカ留学が決まった矢先，39歳のときに喀痰中に結核菌が見つかり再発．58歳のときは「よど号」ハイジャック事件に遭い，人質になって，死ぬような思いをしました．地下鉄サリン事件にも遭遇しました．こうした様々な病気，大きな事件に見舞われたにもかかわらず，上手に生き延びて，その都度，「生きるとはどういうことか」をずっと考えてきたのです．だからこそ，相手が発しているものを敏感に感じ取るレセプターが磨かれてきたのでしょう．目や手，感覚器官を伸ばして，相手からの刺激を受けて，それを自分の中で理解し，ことばとして相手に返すことができるのです．それは私が生きてきた中で得た宝です．

徳田：「生きる」とは人とどのようにかかわるかということですね．そして「善く生きる」とは人にやさしくかかわるように努力しているということですね．そのための道具が「ことば」ですね．医師のことばはとくに影響力が大きいですので，医師はことばを発信するときにはよほど慎重となるべきですよね．

日野原：人と接するとき，温かいまなざしと温かい手，そしてことばによって私たちはその人のいのちにタッチできるのです．いのちにタッチするということはとても大切です．医療従事者だけでなく，多くの人々に知っておいてほしいと思います．病気を持っている人をお見舞いに行くとき，あるいは老人ホームに高齢の方を訪ねるとき，温かいまなざしと手とことばでタッチすることができれば深い満足感を与えることができるのです．認知症の患者さんであっても，笑顔に接したり，温かい手に触れることで「昔会った人だな」と思いだされたり，忘れてしまった出来事を思い出したりするのですよ．

徳田：全人医療を実践している医師は患者さんと接するときにはいのちを感じながら接していますが，多くの人々も実践できるということですね．

日野原：生きがいを持っている人にタッチして，その人のことばを受け取ることが，自分も生きがいを持ち続けることにつながります．そのタッチの感覚を楽しむ．人に会うときに笑顔で接し，お互いにコミュニケーションを良くすることが大事です．年だからできないということなどありません．情熱さえあれば，いつまでも人とのタッチを楽しむことができるのです．

第⑩条
日野原先生，バイタルサインを語る

日野原：バイタルサインとは体温，呼吸，脈，心拍を指します．よくある誤解が，発熱は37℃以上というのがあります．ところが私の体温は，朝起きたら35℃3分くらいです．ですから36℃以上になったら発熱です．37℃以上を発熱とみなすのはこどもと青年くらいです．年齢とともに，体温は徐々に下がって，私のように35℃台が平熱となります．そうすると私の体温が36.5℃というと，子供の38℃にほぼ匹敵するということになります．だから，よくいわれる老人の「無熱性肺炎」という診断は間違いです．ほとんどの肺炎患者では発熱はあるのです．患者さんが入院したら，「あなたの平熱は何度ですか？」と聞きましょう．全部37℃を境にするのが間違っているのです．
徳田：個人個人に合わせたバイタルサインの評価が必要ですね．
日野原：発熱は感染症以外でもみられます．心筋梗塞の患者だと多くの場合に3日目くらいから発熱します．それを知らない医師は，患者の体温が38℃以上に上昇すると反射的に抗菌薬投与を行いますね．
徳田：発熱の原因を特定せずにすぐに抗菌薬を投与するような診療が見うけられますね．
日野原：でも効かない．なぜかというと，組織が壊死（えし）を起こすことによって熱が出るのであって，細菌感染ではないのです．このように，発熱が感染によるとただちに考えるのは間違いで，悪性腫瘍の患者でも発熱するし，膠原病（こうげんびょう）患者でも高熱が出る，血腫（けっしゅ）をもつ患者でも出る．心筋梗塞の場合は，はじめは循環不全を有することが多いので熱は出ませんが，3日くらい経つと出てきます．一方で，狭心症は，白血球が増えないし，熱も出ません．心筋梗塞は遅れて熱が出るというように，病態の位相がいまどこにあるか，組織が壊死を起こしていないかどうかも考えましょう．診断のカギとなるのはまず問診であって，「発病何日目からの発熱か」を聞くの

です．そうすると患者は，発熱を来す前に寒気があったとか，むかつきがあったとかの病歴を語ってくれますので，発熱を来す病態がいつから始まっていたのかがわかります．

バイタルサインは幅広い
日野原：幅の広いバイタルサインのみかたを学ばなければなりません．足の裏が冷たいかどうか，冷汗があるかどうかをみることなどもバイタルサインなのです．瞳孔反応だけがバイタルサインなのではありません．身体の様々な異常をバイタルサインの中に含めましょう．バイタルサインを診るというのは結局，血液中のｐＨ（ピーエッチ：酸性・アルカリ性の度合い強さを表す）を正常に保とうとする生体の生理的なメカニズムをとらえるということを意味しています．呼吸と代謝で，酸とアルカリがどの程度になっているかがバイタルサイン評価の最も大切な事柄です．在宅中の患者で心筋梗塞や大動脈解離（だいどうみゃくかいり）が起きていないか，訪問診療で見抜いて，病院へ転送することができるのは，バイタルサインを診ることができる医療者しかできません．

間違いだらけの日本の教科書
徳田：体温だけでなく，呼吸数も個人差がありますが，いかがでしょうか？
日野原：呼吸のしかたで，私がうつ伏せで寝ることを勧めるのは，うつ伏せでは胸部を圧迫するので胸式呼吸をしにくくなり，一晩中腹式呼吸ができる．だから肺活量が少ない人には腹式呼吸にしなさいと勧めています．私の肺活量は1,700mLくらいの容量ですが，腹式呼吸にすると2,900mLくらいになります．このような変化に伴って，呼吸数も変化します．だから腹式呼吸で寝たほうが良いのです．また，部屋の温度が燃料を節約した病院では，夜10時から朝の6時ころまで暖房を止めていますね．そうすると室温は下がりますが布団の中はまだ暖かい．冷たい空気を吸っているから口の中の体温は低くなりますが，腋窩（えきか：腋の下）は温かいままです．以前，看護大学の学生にスキー場で体温を測らせたら，腋窩は一番高く，次に口，そして耳は一番低いことがわかりました．冬場では，鼓膜は冷たくなるのです．一方で私が以前，肺炎で入院したときに看護師が熱を測ったら，腋窩温では熱はないといっていました．

しかしその時自分は熱っぽいと感じていました．体温計も異常ない．そこで頭皮に体温計を置いたら，体温は高かったのです．頭が熱いなら頭に体温計を置いて測る．体温は体全体では一定ではありません．ですから患者が熱っぽいと言ったら，どこが熱っぽいかを聞いてみる．腋窩だけで測るのは間違いです．私は朝起きて，室内と外で体温測定を1週間比較したことがありますが，庭のほうが高くなりました．それを雑誌に連載しましたが，このように私は自分で実際に体験したことを書くようにしています．

　日本の教科書には古い，間違ったことの記載がまだ多くみられます．医学においても，常識と思われていることを疑う，逆転の発想が重要です．

徳田：たいへん勉強になりました．

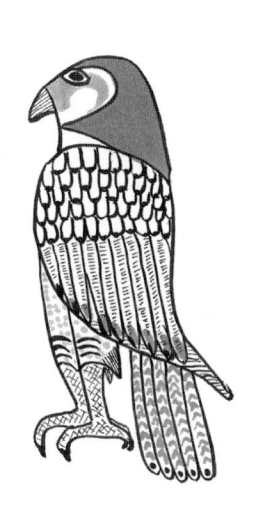

第⑪条
「いのち」を愛する

徳田：今回はいのちについてお聞きしたいと思います．東日本大震災でいのちの大切さについて日本人みんなが考えたことと思います．また，そのときには絆の重要性についても再認識されました．みんなが絆を意識することで，家族や親類ももちろんのこと，さらには地域や国全体のスケールでも人々がつながることができると思います．日野原先生は，小学校で「いのちの授業」をされていますね．

日野原：全国あちこちで，やっています．外国でもやりました．子どもたちを見ていて感じるのは，10歳はもう大人だということです．目や耳は鋭いし，お父さんやお母さんの気持ちは読めるし，先生の目から先生の性格が読みとれるほど成長しています．大人は10歳を子どもだと思っていますが，十分に成長しているので，「いのちの授業」ができるのです．

徳田：それで日野原先生は「10歳の君たちへ」という本を書かれたのでしたね．自分の娘が10歳のときに，私もその本を読ませました．最近の核家族化で，祖父や祖母と生活することがなくなり，「老いる」ことや「いのち」をあまり意識しなくなっていたと思います．
　また最近では，病人は病院で亡くなられる時代となっています．近い親類が亡くなるという場面はどのようなものかという場面に立ち会う子供たちも少なくなりましたね．ところで，その授業はどんなふうにするのですか．

日野原：教室に入るときは，先生に校歌の前奏を弾いてもらいながら，子どもたちの中に入り，指揮をします．僕が校歌を知っているだけでなく，指揮ができるんだと，みんなびっくりします．そのあと校長先生から「百歳の先生の話があります」と紹介されます．ぶっつけ本番ですが，最初から授業に一体感が生まれます．

授業では，黒板にチョークで横に長～く線を引いて，ここが100歳，ここが97歳，ここが0歳と目盛りをふります．最初の子に「きみの年齢を線の上に書いてごらん」というと，見当で印をつけます．次の子にあてると，その子も推測で印をつけます．「合っているの？」と，僕が聞くと，みんな自信がありません．

　そこで僕は100の長さの半分の50の位置に印をつけ，その半分に25の位置に印をつけます．そうすると，10歳がどの辺かだいたいの見当がつきます．また，授業では僕が教卓の上に足をかけたりもします．若いときにハイジャンプの選手だったので簡単に上がります．そして，授業の終わりごろに子どもたちに「何歳まで生きたい？」と聞くと，100歳，120歳と返事が返ってきます．ふつうのおじいさん，おばあさんは70歳〜80歳ぐらいだけど，僕を見ると可能性を感じてくれるんですね．

徳田：こどもたちも10歳くらいになると，すべての生き物には限られた寿命があるということに気付くようになりますよね．それまでは，自分が将来に必ず「死ぬ」ということを信じられないという気持ちが強いようです．先生がなされるように，有限の線を引いて，今の時点を意識させることで，1人1人のいのちの有限性がよくわかるようになると思います．

　先生は，いのちをどう説明されているのですか？

日野原：いのちは見えないし，さわれないし，感じられません．子どもたちに「時間は見える？」って聞くのです．「昨日も今日も見えないけれど，寝たり，勉強したり，遊んだりするのは，きみたちの持っている時間を使っているんだよ．時間を使っていることが，きみが生きている証拠．時間の中にいのちがあるんだよ」と，伝えています．

徳田：時間を使うという認識が重要ですよね．いのちが時間を使うことであることがわかると，時間を無駄にせず，時間を大切に使うことにつながりますね．1日中ゲームをやったり，1日中テレビをなんとなく見続けるということより，世界を理解するために勉強したり，他人のために活動することが重要であることがわかるようになりますよね．先生は，子どもたちに，どう育ってほしいと思いますか？

日野原：いのちを愛する人間になってほしいです．外国人も日本人も，黒人も白人も，すべて同じいのちです．できれば，動物ももっと愛してほしい．いのちを大切にするためには，けんかしないこと，人を傷つけないことです．それが平和なのです．いじわるされても「今度からするなよ」と言って許してあげることが大事です．

米国同時多発テロの9.11事件でアメリカは大きな犠牲を払いましたが，その後に2倍3倍の武力を行使したために，ロンドンやスペインなどにもテロが拡大しました．やり返すことは永久運動です．どこかで許さないといけません．
　いのちの授業では，「大きくなったら，きみの持っている時間を人のいのちのために尽くしてはどうか」とも言っています．未来を担う子どもたちには，世界中の子どもたちと手を取り合って，いのちを大切にする運動を起こしてほしいと思っています．

徳田：「倍返し」は最近の流行語ですが，それはよくないということですね．仕返しをやっても，あとで，さらにそのまた倍で自分に返ってくることになると思います．夏目漱石の小説「坊ちゃん」では，主人公の坊ちゃんが赤シャツや狸に対して仕返しを企てますが，最後は成功しませんでした．漱石は，この小
説を通して「許す」ことの必要性を示唆していたとも読めると思います．動物のいのちに対する考えも，ケネディー駐日米大使の「イルカ囲い込み漁に反対します」という発言などで最近注目されています．日本人一人一人が生命の尊さと生物のいのちの大切さと倫理についてもっと議論すべきと思います．

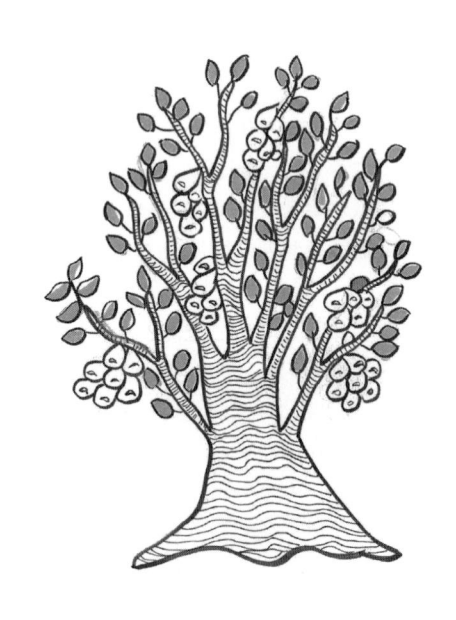

第⑫条
骨折をしました

日野原：去年の2月，私はかぜをこじらせ，激しくせき込んだ衝撃で背骨の第11胸椎を圧迫骨折しました．圧迫骨折はよくあるので，経験のある方も多いと思います．圧迫骨折は想像以上にたいへん痛いものでした．圧迫骨折とは，加齢によって骨密度が下がりもろくなった椎体（ついたい）に，衝撃が加わることで椎体がつぶれる症状です．私が咳き込んだ衝撃で椎体も一つがつぶれたようです．

徳田：咳骨折ですね．咳で骨折が起きるときには，骨髄腫などによる病的骨折を考えますが，よほど激しい咳でしたら，骨折することもあると思います．激しい咳で迷走神経が刺激されて失神する，咳失神の患者さんもいますよね．骨折は痛いですよね．自分も昨年の10月に交通事故で右の肋骨を2本折りましたが，かなり痛かったです．

日野原：激痛でした．座ることも寝ることもできない．今まで味わったことのないような，背中を切り裂くような痛みなのです．放射線科でX線とMRIの検査を受け，圧迫骨折と診断されました．ふつう圧迫骨折の治療は，骨折部分をコルセットなどで固定し，鎮痛剤を飲みながら3か月ほど安静にして回復を待ちます．聖路加国際病院では放射線科で，2002年から「経皮的椎体形成術（けいひてきついたいけいせいじゅつ）」という圧迫骨折をやわらげる治療を行っています．1980年代にフランスで始まり，90年代後半にアメリカで広まった治療法で，骨折した椎体の中に骨セメントという薬剤を注入し固定します．私もこの手術を受けました．手術は，うつ伏せになって局所麻酔をして，1時間弱ですみました．背骨をX線で透視しながら，背骨のそばの脊髄神経を避けて，つぶれた椎体の中に注射針を刺し，骨セメントを注入するのです．骨セメントはすぐに固まり，ひどかった痛みは消えました．

徳田：すばらしい治療法ですね．椎体の形が戻るだけでなく，痛みが消失するというのは感動的ですね．医学の進歩は患者に確実に利益をもたらしますね．外科的な治療はだんだん経皮的な操作手技に置き換わってきていますね．胆摘や大腸切除も腹腔鏡で行われるようになりました．入院期間も短くて済みますね．

日野原：この手術は切開しないので，聖路加国際病院では3泊4日の入院だけで治療は終わりました．術後4日目には日帰りで飛行機で福岡に行き，立ったまま1時間講演をしてきました．術後5日目で車いすを離れました．骨折の激痛も車いす生活も，まだまだ知らなかった体験はたくさんあるものです．

徳田：通常の外科手術や開腹手術だと術後の安静期間も長くなりますので，体力の回復に時間がかかりますよね．安静の弊害というので，いろいろな研究結果を調べたことがあります．数日間の安静でも，人間はかなりの筋肉量や骨量が減るようです．早めに，日常生活を回復することができれば，体力の低下を最小限にして，社会生活復帰も早まりますよね．日野原先生の今回の急速なご回復はまさに，それを示していますね．

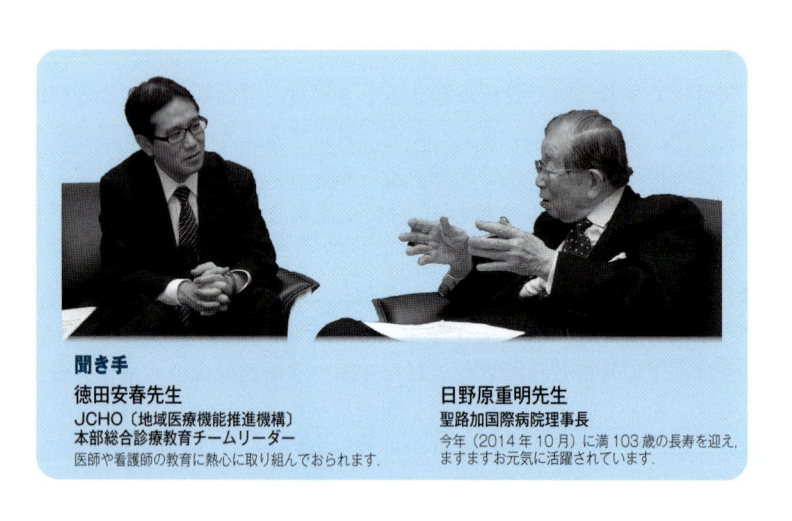

聞き手
徳田安春先生
JCHO（地域医療機能推進機構）
本部総合診療教育チームリーダー
医師や看護師の教育に熱心に取り組んでおられます．

日野原重明先生
聖路加国際病院理事長
今年（2014年10月）に満103歳の長寿を迎え，ますますお元気に活躍されています．

第2章
賢く選ぶ
百歳長寿の養生訓

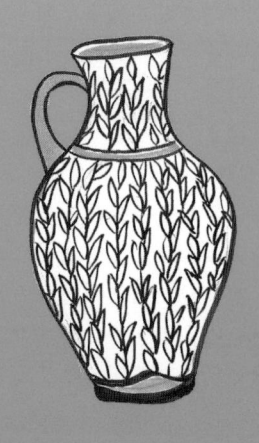

認知症はここまでわかった

■ 認知症とはなんですか？

　認知症とは、一度発達した知能がさまざまな原因で低下することによって、記憶力の障害とともに、自立した日常生活機能が徐々に行えなくなる病気です。進行すると、徘徊、妄想、幻覚などの精神症状や異常行動が徐々にみられるようになってきます。以前は「痴呆症」と呼ばれていましたが、認知症へ呼び名が改められました。認知症の原因にはいろいろありますが、最も多い原因はアルツハイマー病です。また、次に多いのは、脳卒中（脳を栄養している血管が血栓などにより詰まるなどして起こる脳梗塞など）により認知症が起こる脳血管性認知症です。

■ 認知症はどのように診断されますか？

　意外に「物忘れ」の初期には自覚がないことが多く、患者さん本人自身ではなかなか早期発見が難しいことも多いのが現状です。また、「物忘れ」のはじまりの段階では、「過去に体験したこと」のうち、時間的に少し前のことのみを忘れていることが多く、古い記憶はまだかなり残っていることが多いようです。本人に自覚がないため物忘れを指摘されると怒られることもありますので、認知症の可能性に言及する場合には、ご家族でも慎重な対応が望まれます。普通の健康人でもみられる「良性の物忘れ」は、程度の差はあっても誰にでもみられます。また、物事に対する集中力が低下した状態でも物忘れがみられることがあります。例えば、心配事などが多いときに、ついそのことに気を取られて、人の言うことを上の空で聞いていたため、その内容を忘れていたなどということはよくあります。「良性の物忘れ」は記憶の一部を忘れてしまうのに対し、「病的な物忘れ」は記憶のすべてを忘れるという点が違います。例えば、ある人に会ってもその人の「名前」を思い出せないことは単なる物忘れですが、「その人に会ったこと」も忘れている場合は認知症の物忘れの可能性があります。また、前日の「朝食の細かいメニュー」を忘れてしまうことも単なる「良性の物忘れ」のことが多いですが、「朝食をとったこと」も忘れている場合は認知症の物忘れの可能性があります。以上のことから、物忘れ＝認知症ではありま

せんが，それでも認知症の初期症状の多くは物忘れですので，物忘れが気になる方は，かかりつけ医との相談をお勧めします．認知症の診断については，かかりつけ医の診察に加えて，精神科医，老年科医，あるいは神経内科医などの診察を必要とする場合があり，かかりつけ医の先生とよく相談しながら専門医への紹介受診の必要性についても相談するとよいでしょう．認知症診断のためによく利用されるものとして，「改訂版長谷川式認知症スケール」などの質問票があります．これは認知機能の障害の有無と障害の程度をおおむね把握できる簡単なテストです．例として，「100－7はいくらになりますか？」などの質問項目があります．実際の診察ではまず，このような質問票を利用した詳細な面接と身体診察を受けることにより，認知症の可能性があるかどうかをみていきます．診断をつける目的は，認知症を引き起こすもののなかで治療可能な原因を見つけることの他，記憶力低下などの症状がありながらも，残存する知的能力を生かす工夫などの対策を患者と家族が早期から行うことが可能となるということにもあります．

■ アルツハイマー病とはどのような病気ですか？

　認知症の最も頻度の多い原因であるアルツハイマー病は，脳細胞が変化し脱落して徐々に認知症の症状が進行していく病気です．医学的にその詳細な原因と要因はまだ十分解明されておらず，一度進行したアルツハイマー病の認知症症状を元に回復させるような治療法はまだ残念ながらありません．早期の薬物治療により進行を若干遅らせることが可能な場合はあります．「頭は使えば使うほど良くなる」といわれています．生涯中の学習期間が長いほどアルツハイマー病の発症を遅らせることができるという研究結果が，最近報告されました．好きなテーマについて生涯にわたり勉強を続けることは何歳になっても楽しい体験となります．そのためにも，好みの分野についての読書を習慣にするなどの，常日頃から脳を使うような生活スタイルをお勧めします．また，薬物以外の治療法としては，認知リハビリテーションとも呼ばれるような回想法（同世代の仲間との会話で過去の出来事などを思い出し脳機能の活性化を図る），音楽療法（静かな音楽などで記憶力を強化する），またアニマル・セラピー（動物を介した癒し効果により知能維持を目指す）などがありますが，個々の患者さんによってその効果に違いがあるようです．認知症の患者さんは「時間や空間の迷子状態」となっていますので，患者さん周囲の人々の理解と適切な対応が重要であり，患者さんが安定した精神状態を保つことができれば，残存能力での社会生活・家庭生活・療養生活を続けることが可能となってきます．アル

ツハイマー病などの認知症の症状が進行した患者さんを持つご家族では、介護者が疲れ果てて「燃え尽き」状態やうつ病になることもあり、介護者の負担を軽減することが重要です。認知症の病期に応じて、ご家族のできる範囲を十分認識し、家族以外の人的資源などによる援助も大切です。ヘルパー、デイケアー、在宅医療、その他公共サービスを受けることができるようにするためにも、介護保険が利用可能ですので、区市町村の担当部門に早めに相談するようにしましょう。

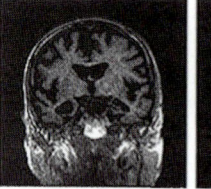

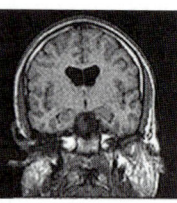

図：脳MRI写真
左はアルツハイマー病患者の脳
右は同年齢の正常脳

出典：http://www.sanger.ac.uk/Info/Press/2007/071024.shtml

■ 認知症を起こす病気にはほかにどのようなものがありますか？

　認知症を起こす重要な病気には、脳血管性認知症の他に、頻度は低いですが、ほかにも多くの種類があります。甲状腺（**Box 1**）の病気（甲状腺機能低下症）やビタミン不足の状態（特にビタミンB1やB12など）そして梅毒などの慢性的な脳の感染症などの内科的な病気があります。このような病気を疑う場合には血液検査が必要になります。脳の感染症にはまた、「狂牛病」などで世間をにぎわせている、クロイツフェルト・ヤコブ病などの慢性的な感染症もあります。また、頭蓋骨内で脳の外側に出血する病気（硬膜下血腫）や、脳にできる腫瘍（脳腫瘍）、脳室が拡大する病気（水頭症）などのような、「脳外科的手術による治療が必要となる認知症」もあります。このような病気を疑う場合、脳のCTやMRI検査などのような画像検査が必要となります。一方で、認知症に似た症状を起こす病気としてうつ病やせん妄（もう）があります。うつ病は認知症の患者に合併することもありますが、うつ病だけでも認知症に似た症状を起こすことがあるので注意を要します。また、せん妄とは、一時的に昼夜逆転や異常な興奮状態をきたし意識が混濁するような状態です。せん妄もうつ病と同じように、もともと認知症をもつ患者における合併症として多くみられますが、認知症ではない患者でも起こすことがありますので、注意深く区別することが重要です。

　このように認知症を起こす重要な病気は数多くあります。すなわち、認知症というと単にアルツハイマー病や脳卒中の後遺症などと決めつけず、有効な治療法がある認知症や、類似の病気との鑑別を行うことが重要です。

第2章　げんだい養生訓

■ Box 1．甲状腺とは？

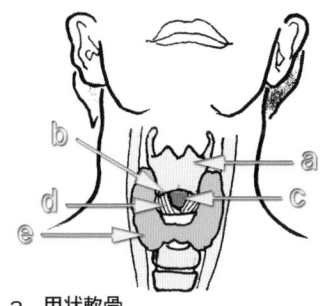

a　甲状軟骨
b　輪状甲状じん帯
c　輪状軟骨
d　輪状甲状筋
e　甲状腺

■ 認知症を起こす病気は多い

- アルツハイマー病
- 脳血管性認知症（脳梗塞など）
- 内科的な治療が必要となる病気
  - 甲状腺の病気：甲状腺機能低下症
  - ビタミン不足：ビタミンB1やB12，ナイアシンなど
  - 慢性的な脳の感染症：梅毒，HIV，クロイツフェルト・ヤコブ病など
  - 高カルシウム血症
  - 硬膜下血腫，水頭症，脳腫瘍
- その他の特殊な認知症：ピック病など

賢く選ぶ百歳長寿の養生訓

1．認知症を予防するための健康生活5カ条

　脳梗塞による脳血管性認知症の予防には，まず，脳卒中の予防が大切です．アスピリンなどの血栓予防薬を服用しながら，生活習慣病の管理（禁煙，高血圧・糖尿病・脂質異常症のコントロール）をおこなうことが重要です．すなわち，病気にならないための「健康生活スタイル」を身につけることが重要です．このためには，次の5カ条をお勧めします．

　　第1条：禁煙する
　　第2条：適度な運動と睡眠をとる
　　第3条：カロリーと栄養のバランスがとれた規則的な食事をする
　　第4条：節度ある飲酒をたしなむ
　　第5条：日々のストレスをコントロールする

　食事内容では，緑黄色野菜や豆類，そして魚類の摂取が勧められます．脳梗塞の最大の原因である高血圧症の予防のためには，塩分は1日6グラム（たとえばラーメンなら1杯分，塩鮭なら1切れ）にまで控えるように努めましょう．そして，健診なども定期的に受け，健診結果の通知とアドバイスの手紙が届いたらすぐに行動を起こすことが重要です．

2．脳を使う生活をしましょう

　「頭は使えば使うほど良くなる」といわれています．生涯中の学習期間が長いほどアルツハイマー病の発症を遅らせることができるという研究結果が，最近報告されました．好きなテーマについて生涯にわたり勉強を続けることは何歳になっても楽しい体験となります．好みの分野についての読書を習慣にするなどの，常日頃から脳を使うような生活スタイルをお勧めします．

※本稿は，横林賢一先生著：認知症，新総合診療医学—家庭医療学編，カイ書林，2012から著者の許可を得て編集部が作成しました．

ここまできた糖尿病の診断

■ 糖尿病の診察はどうするのですか？

　最初に患者さんに，**Box 1**のようなことをお聞きします．次に診察に使う用具として，打腱器と音叉の二つがあります（**Box 2**）．その理由は，末梢神経障害の診断のために，これらが必須だからです．医師は打腱器を部位によって使い分けていますが，一つだけそろえるなら②のほうで十分です．

　診察では，次の5項目についてチェックをしていきます．

(1) 膝反射・アキレス反射

　膝反射の時は，医師は①のほうの打腱器を使っていますが，もちろん②でも十分検査できます．この検査では，②の打腱器を使って，手首のスナップを効かせ，打腱器自体の重みでアキレス腱の上を叩くようにします．

(2) 足背（そくはい）動脈の触診

　両足を同時に触診し，拍動が触れるか，左右差はないかをチェックします．足の自覚症状を訴える患者さんでは，この時に皮膚の温度，色調なども確認しておきます．

(3) 頚動脈雑音の聴診

　左右の頚動脈に血管雑音がないかを，聴診器でチェックします．雑音を聴取する場合は，頚動脈エコー等でプラーク（1mmを超える壁の隆起）の有無を確認します．

(4) 振動覚

　音叉（**Box 1**）を叩いて，振動を感知する時間を，両側の内踝（ないか；うちくるぶし）でそれぞれ測定します．

(5) 起立性低血圧の有無

　立ちくらみ等の症状がある時は，自律神経障害（じりつしんけいしょうがい）の可能性があり，無自覚性低血糖を起こすことがありますので，この検査が必要となります．

効率的に診察するために，ベッドに横になる前に，まず座ってもらって左右の膝反射を診ます．次に臥位になってもらい，足背動脈の触診，頸動脈の聴診を必ず行います．最後に，アキレス反射を検査して，通常の診察は終わりになります．

■ Box 1.
　問診で聴取すべき項目

1. 過去の最大体重
2. 妊娠歴
　 巨大児（4kg以上）出産の有無
3. 手術の有無
4. 耐糖能に影響する薬剤
　 ステロイド，向精神薬
　 （例＝オランザピン®）など
5. 耐糖能に影響する疾患
　 膵疾患，肝疾患，内分泌疾患など

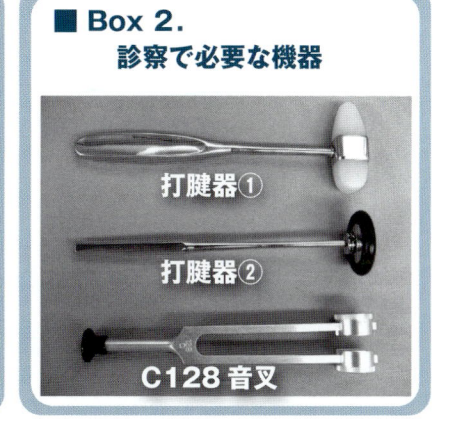

■ Box 2.
　診察で必要な機器

打腱器①
打腱器②
C128 音叉

■ 糖尿病は，一度の検査で診断ができるのですか？

血糖値が空腹時126mg/dl以上，ブドウ糖負荷試験(OGTT) 2時間または随時血糖値（食事の時間に関係なく測定した血糖値）200mg/dl以上を糖尿病型とします．またHbA1c（ヘモグロビン・エーワンシー；赤血球中のヘモグロビンのうちどれくらいの割合が糖と結合しているかを示す検査値．国際標準値；NGSP）が6.5％以上の時も糖尿病型になります．糖尿病は慢性に高血糖状態が持続する疾患ですので，異常値が1回みられただけで糖尿病とは診断しません．糖尿病と診断され，心が動揺しない人はきっと少ないでしょう．診断は慎重に行うように心がけています．

血糖値とHbA1cが，同時に糖尿病型の基準を満たしていれば，一度の検査で糖尿病と診断できます．HbA1cが2回糖尿病型となった場合は，糖尿病の疑いとなります．また血糖値が糖尿病型で，①糖尿病の典型的な症状，②確実な糖尿病網膜症，のいずれかがあれば糖尿病と診断してよいことになっています．

■ 新しい血糖コントロールの目標はどうなったのですか？

　2013年5月に熊本市で行われた日本糖尿病学会学術集会で，「熊本宣言2013」が発表されました．これまで血糖コントロールの目標は優，良，可，不可の4段階に分類され，さらに可は不十分と不良に分かれていました．この分類がどうしても好きになれ医師もいました．その理由の第一は，不良とか不可という表現が，むしろ患者さんのやる気を失わせると感じたからです．また本来は年齢，合併症の程度に応じて目標を設定すべきなのに，とにかく優を目指して治療が行われる傾向があったことです．

　新しい分類では，合併症を予防するための目標を，HbA1c（NGSP）で7%未満としました．7%未満にすれば，糖尿病の合併症を全て抑制できるわけではありませんが，実現性の高い目標で妥当だと思います．次に食事・運動療法だけで，あるいは薬物療法の副作用なく達成できるのであれば，6%未満を目標として掲げました．一方治療の強化が困難な場合は，8%未満を目標にすることとしています．

賢く選ぶ百歳長寿の養生訓

糖尿病診断で知っておくべき3か条

第1条：合併症を予防するための目標は，新しくHbA1c（NGSP）で7%未満とされた．

第2条：高齢者の血糖コントロールはまず8%未満を目指すが，認知機能の障害などがある時は8%にこだわらない．

第3条：新しい血糖コントロールの分類はシンプルで使いやすくなり，患者ごとの意思に沿うよう変更することが必要である．

※本稿は，大久保雅通先生著：糖尿病療養指導が上手になる本（2014年2月，カイ書林より刊行）の本から，著者の許可を得て編集部が作成しました．

高血圧症の治療を見直す

　大澤弥生さん(58歳，女性，仮名)は，1週間前に受けた検診結果の通知を見て驚きました．血圧が178mmHg，高脂血症疑いで要治療と書いてあったからです．この2年スポーツジムに週2回通い健康に自信があったのであわてて，近所の病院を受診しました．「血圧の薬は飲み始めると一生やめられないというので飲みたくない」と担当医に言うと，この先生は，「まずは経過を観察しましょう．自分で血圧を測って持ってきてください．」と言いました．この先生は，ひとり15分ほど時間をかけて丁寧に診察してくれるというので好評です．大澤弥生さんは，最近2人の息子さんと同居し始めて食べ物にウインナーなどが増えてきたことに気付いて脂肪分のとりすぎをあらためました．またスポーツジムで運動前に3回血圧を測り平均値を記録しました．2ヵ月後，担当医は，「血液検査の結果も問題ありません．血圧も正常範囲です」と言ってくれました．

　大澤さんの場合，スポーツジムの効果を過信していたことと，生活環境の変化を軽視していたことが高血圧とコレステロール高値などを引き起こした原因であったようです．今回は大澤弥生さんのケースを参考にして，高血圧症の治療を再考します．

■ 治療に入る前に
1）高血圧について話し合う

　患者が多くて時間のない外来診療ですが，高血圧の診断がどのように患者に理解され，治療の必要性を認識できているかについてもう一度考えたいものです．医師がただ薬を出すだけでは，患者はその薬を飲まないで，せっかくの薬剤投与が無駄になってしまう恐れがあります．行動変容に関しても患者と医療者は話し合う必要があります．高血圧の予防，発見，診断および治療に関する米国合同委員会第7次報告(JNC-7)では，**Box 1**のような行動介入を勧めています．

■ **Box 1. 治療における患者教育**
（高血圧の予防，発見，診断および治療に関する米国合同委員会第7次報告(JNC-7)より）

- 高血圧症の診断に関して，患者の理解と受容を評価する．
- 患者の関心を話し合い，誤解を明らかにする．
- 患者に血圧値を教え，紙に書いて渡す．
- 患者と目標血圧を決める．
- 治療を続ける見込みを1から10の割合で尋ねる．

推奨される治療について知らせ，食事，運動，食事補助，アルコールを含めた生活習慣の役割について詳しく書かれた情報(利用可能なら標準的なパンフレット)を与える．

心配や疑問を引き出し，患者が治療の推奨を実行するための特別な行動を述べる機会を与える．

以下を強調すること
1 治療を継続する必要性．
2 血圧がコントロールされていることが治癒を意味しないこと．
3 感覚や症状では，血圧が上がっているかどうかわからないこと．血圧は測定すべき．

2）治療の目標はなにかを話し合う

　治療の目標を話し合う際に，相対リスク(**ことば1**：危険因子をもっていない人に対して，もっている人が何倍になるかを表す方法で，危険因子の強さが評価できます)だけでなく，絶対リスク(**ことば2**：研究対象集団において，ある疾患の発生あるいは死亡の確率を示します)・治療必要数(**ことば3**：絶対リスクの逆数，Number Needed to Treat；NNT)も意識したいものです．

　医学会のガイドライン(**ことば4**：医療者と患者が特定の臨床状況で適切な決断を下せるよう支援する目的で，体系的な方法に則って作成された文書)では，相対リスクが最初に書かれているものが多いようです．「25％に減ります」とだけ話をするのと，「20人治療すると1人を予防できます」という数字も話をするのでは，受け取り方に差があるでしょう．治療の目標については，十分に患者と医師は話し合う必要があります．

3）治療されるべき患者

血圧の目標値はガイドラインによって微妙に異なりますが、日本高血圧学会は高血圧診療ガイドラインで下記のように、治療されるべき患者を3つのリスク群に分けています。

低リスク郡＝3ヶ月以内の指導で140/90mmHg以上なら降圧薬治療
中等リスク群＝1ヶ月以内の指導で140/90mmHg以上なら降圧薬治療
高リスク群＝直ちに降圧薬治療

■ 具体的な治療について

1）生活習慣の修正

生活習慣の修正で血圧を下げることができます。**Box 2**のような介入研究が知られており、心血管疾病の予防につながる重要な治療の第一歩です。

2）薬物療法

生活習慣の修正を指導しても、目標の血圧にならないときは、薬物療法の適応となります。わが国の高血圧診療ガイドラインの第一選択薬は、利尿薬、ACE阻害薬、ARB、カルシウム拮抗薬、β遮断薬となっています。

薬剤には、それぞれ特徴があり、薬価の違いもあります。

■ Box 2. 高血圧の予防と管理のための生活習慣の改善

(高血圧の予防、発見、診断および治療に関する米国合同委員会第7次報告 (JNC-7) より)

生活習慣の修正方法	改善の指標	収縮期血圧低下の割合
体重減量	BMI 18.5〜24.9に維持	10kgの減量 5〜20 mmHg
DASH食	果物・野菜が多く、飽和脂肪酸が少ない低脂肪食品	8〜14 mmHg
減塩食	塩分6g (Naで2.4g) 以下	2〜8 mmHg
運動	週4日、1日30分以上の定期的な有酸素運動 (早歩き)	4〜9 mmHg
節酒	エタノール換算で、男性30mL/日、女性15mL/日以下	2〜4 mmHg

3）ガイドラインの推奨と実際の処方の現状

　ガイドラインの推奨では，利尿薬，ACE阻害薬，ARB，カルシウム拮抗薬は同等のはずですが，処方の実際は大きく異なります．利尿薬では代謝への影響，ACE阻害薬では咳が問題となるようですが，効果に差があるわけではありません．

　2009年度国内医療用医薬品市場によると，売上高の上位10製品中，1，2，7，9位がARB(アンジオテンシンⅡ受容体拮抗薬)，4位がカルシウム拮抗薬となっています．また，生活習慣病という日常的な病気に関する薬剤に関して，効果が同等にも関わらず，新しくて高い薬価の薬が売れている状況はなぜでしょうか．医学関係の商業誌には，降圧剤の宣伝がいつも大きく取り上げられている現状があります．薬剤に関する情報は常に批判的に吟味したいものです．

4）経過観察の重要性

　高血圧者のうち，30-40歳代では8-9割の人が治療を受けていないという研究や，降圧治療患者でも約半数の患者で血圧管理が不十分との研究もあります．

　降圧剤の根拠も重要ですが，降圧剤が実際にどのように内服されているのか(内服していないのか)は，治療の開始，経過中において重要なポイントとなります．**Box 3**に「高血圧患者において血圧コントロールの改善に用いる介入」の研究を示します．

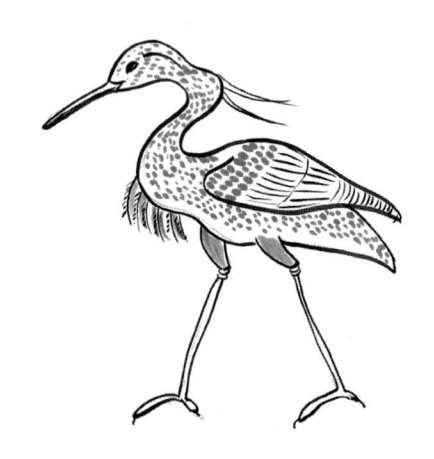

第 2 章　げんだい養生訓

■ Box 3. 高血圧患者において血圧コントロールの改善に用いる介入

介入①：積極的に薬物治療が行えるよう定期的な検討を組織的に行う
結果　：血圧低下 (収縮期 − 8.0 mmHg 拡張期 − 4.3 mmHg, 95%CI: − 4.7 to − 3.9 mmHg)　経過観察 5 年間でのあらゆる原因による死亡率低下 (6.4%と 7.8%, 1.4%の差)

介入②：自己血圧測定
結果　：拡張期血圧の中等度の低下 (− 2.0mmHg, 95% CI：− 2.7 〜 − 1.4mmHg)

介入③：外来予約を忘れないよう注意するシステム
結果　：経過観察に来院する人の割合が増加

介入④：患者または医療専門家に向けた教育的介入
結果　：血圧の大きな低下を伴うことはない

介入⑤：護師または薬剤師主導のケア
結果　：無作為比較試験の大半は血圧コントロールの改善をもたらしたが, さらなる評価が必要

【参照】
1) 治験ナビ厳選リンク集 − 高血圧　　http://www.chikennavi.net/site/kouketsu.htm
2) 生活習慣病 - 図書室のページ　　　http://honeylibrary.web.fc2.com/panf.seikatu.htm

賢く選ぶ百歳長寿の養生訓

第 1 条：治療に入る前に高血圧について医療者と話し合いましょう．

第 2 条：高血圧治療の目標はなにかも話し合いましょう．

第 3 条：生活習慣の修正が治療の第一歩で，それだけで血圧を下げることができます．

第 4 条：生活習慣の修正を指導しても，目標の血圧にならないときは，薬物療法の適応となります．

第 5 条：自己血圧測定，定期的な受診など基本的なことで，血圧降下が得られる根拠があることに注目しましょう．

眠れない人のために

　日本人の5人に1人は「眠れない」という訴えを持ち，20人に1人は睡眠薬を服用していると言われています．「眠れない」ことはいま日本で非常に重要な問題となっているのです．現在の医学用語では，不眠症とは，適切な時間帯に寝床で過ごす時間が確保されているのに，夜間ぐっすり眠れず，このため日中の生活の質が低下してしまう場合を指します．一方，仕事や遊びに熱中して，適切な時間帯に寝床で過ごす時間ができないという睡眠の量の不足については，不眠症とは分けて，睡眠不足あるいは断眠と呼びます．（アメリカの睡眠医学会が刊行している睡眠障害国際分類第2版より）では「眠れない」原因は何なのでしょうか？　騒音，家族との死別などの環境によるもの，抑うつや不安障害という精神面によるもの，さらには薬剤によるものなど，様々な要因があげられます．「眠れない」人はどのような医師に相談するのがよいのでしょうか？　ここで注意してほしいのは，特殊な環境のもとで専門的な診療を行なう「不眠外来」と違い，家庭医や病院総合医は継続的な関わりの中でまるごと患者を理解する医師ですので，なぜ「眠れない」のかについて間違いのないアドバイスをしてくれます．

■ 不眠にはどのようなタイプと原因があるか
1）評価と治療

　「眠れない」ために，日中眠くなってしまったり，疲れて仕事の能率が落ちるなど生活に問題が生じる場合には，それを評価し治療することが必要になります．不眠は，急性不眠と慢性不眠に分けられます（表：不眠のタイプと原因）．不眠の原因が急性のもの，例えば騒音や死別による悲歎反応によるものと判断されれば，さらなる原因検索は行なわないで，治療が開始されます．治療しても効果がない場合や慢性不眠の場合は，患者さんの病歴を聞いたり，からだを診察して，こころやからだに病気がないか，薬剤による不眠の可能性はないかなどを考えます．同居している人に病歴を聞くことも大切で，患者さんがどのような睡眠習慣を持ち日中はどんな暮らし振りなのか，アルコール・タバコ・コーヒーなど摂取しているか，夜間いびきはかくか，無呼吸，不随意運動はないかなどを聞き取ります．

2）睡眠日記

また，睡眠日記を患者さんに書いてもらうことも役立ちます．
- 入眠障害（就床後入眠までに３０〜６０分以上かかる）
- 中途覚醒（一晩に２回以上覚醒，中途覚醒後の入眠障害もこれに含む）
- 早朝覚醒（通常の起床時刻よりも２時間以上早く覚醒），
- 熟眠障害

これらのどの状況に患者さんがいるのかを把握することも必要です．睡眠日記にはベッドに入った時間，実際に眠れた時間，夜間起きた回数，起床時間，昼寝時間，総睡眠時間や熟眠感，日中の眠気につき２週間分記載してもらいます．

3）「眠れない」ことに対する治療のゴール

ゴールは，眠れないことにより生じる疲労，不調感，注意・集中力低下など，日中の生活の質を改善することです．治療は，認知行動療法（眠れないことに対する考え方の改善に役立つ治療法）や環境要因の調整することなど，まずは薬物を使わない治療から始めます（本号の養生訓：睡眠障害対処の１２の指針）．

次に薬物療法としては，入眠障害の場合は超短時間型あるいは短時間型の睡眠薬を用い，中途覚醒や早朝覚醒の場合は中時間型や長時間型の睡眠薬の使用を考慮します．

■ 具体的な治療について

家族メンバーに不眠を訴える人がいるかどうか，また家族は患者さんの不眠をどう捉えているかに関する情報は治療上有用な情報になります．またタバコ，アルコール問題の合併も多く，その他の健康に危険を及ぼす因子の発見と介入も並行して実施されます．

■ 不眠外来に紹介するタイミング

睡眠時無呼吸症候群（**ことば１**：すいみんじむこきゅうしょうこうぐん，睡眠時に呼吸停止または低呼吸になる病気），むずむず脚症候群（**ことば２**：むずむずあししょうこうぐん，身体末端の不快感や痛みによって特徴づけられた慢性的な病態），周期性四肢麻痺（**ことば３**：しゅうきせいししまひ，突然発作として，両側性に全身の筋力が失われ，しばらくして再び正常に戻る可逆性疾患のこと）などの特異的睡眠障害が疑われる場合，１か月以上睡眠薬を投与しても全く効果が見られない場合，精神的疾患（中等度以上のうつ病，双極性障害，統合失調症など）が疑われる場合は，精神科などの不眠専門外来に紹介されます．

■「眠れない」要因を患者，家族とともに考えていく

　一般人口の約2割が悩まされている「眠れない」訴えに，家庭医や病院総合医は耳を傾け，患者の背景や睡眠日記を参考に「眠れない」状況を引き起こしている要因を患者や家族とともに考えていきます．治療に際しては，薬物療法に頼るばかりではなく，睡眠習慣・睡眠環境を整えることの重要性も時間をかけて患者さんに伝えていきます．

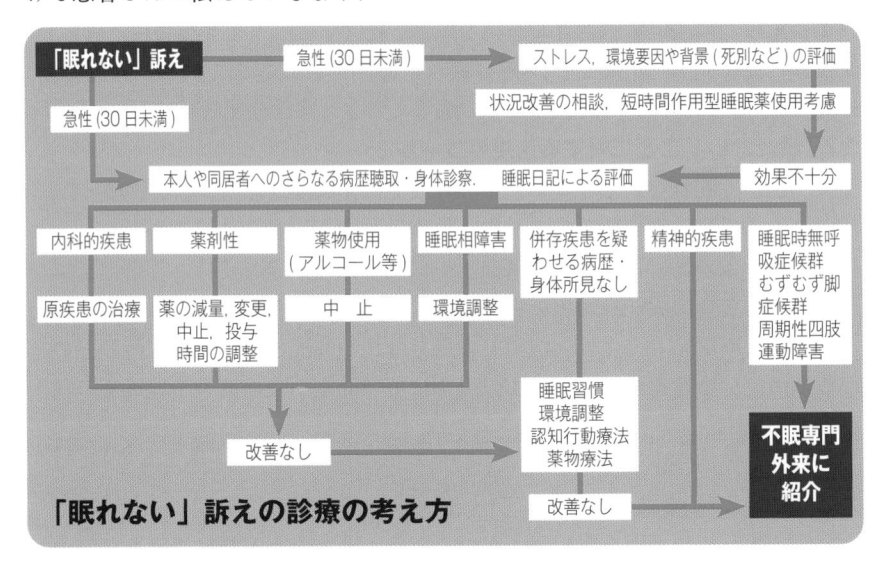

```
「眠れない」訴え ──急性(30日未満)──→ ストレス，環境要因や背景(死別など)の評価
                                    状況改善の相談，短時間作用型睡眠薬使用考慮
急性(30日未満)
  ↓
本人や同居者へのさらなる病歴聴取・身体診察．睡眠日記による評価 ← 効果不十分
  ↓
内科的疾患／薬剤性／薬物使用(アルコール等)／睡眠相障害／併存疾患を疑わせる病歴・身体所見なし／精神的疾患／睡眠時無呼吸症候群，むずむず脚症候群，周期性四肢運動障害

原疾患の治療／薬の減量，変更，中止，投与時間の調整／中止／環境調整
                                              睡眠習慣
                                              環境調整
                                              認知行動療法
                                              薬物療法
改善なし ──────────────────────→ 改善なし ──→ 不眠専門外来に紹介
```

「眠れない」訴えの診療の考え方

賢く選ぶ百歳長寿の養生訓

第1条：**睡眠時間は人それぞれ，日中の眠気で困らなければ十分**
　　　　睡眠の長い人，短い人，季節でも変化，8時間にこだわらない
　　　　歳をとると必要な睡眠時間は短くなる

第2条：**刺激物を避け，眠る前には自分なりのリラックス法**
　　　　就床前4時間のカフェイン摂取，就床前1時間の喫煙は避ける
　　　　軽い読書，音楽，ぬるめの入浴，香り，筋弛緩トレーニング

第3条：**眠くなってから床に就く，就床時刻にこだわりすぎない**
　　　　眠ろうとする意気込みが頭をさえさせ寝つきを悪くする

第4条：**同じ時刻に毎日起床**
　　　　早寝早起きでなく，早起きが早寝に通じる．
　　　　日曜に遅くまで床で過ごすと，月曜の朝がつらくなる

第5条：**光の利用でよい睡眠**
　　　　目が覚めたら日光を取り入れ，体内時計をスイッチオン．夜は明るすぎない照明を

第6条：**規則正しい三度の食事，規則的な運動週間**
　　　　朝食は心と体の目覚めに重要，夜食はごく軽く．　運動習慣は熟睡を促進

■ Box 1. 不眠のタイプ別原因

急性不眠 (30日未満)	ストレス(職場，人間関係，金銭，学校，医療など) 環境要因(騒音など) 家族等親しい人の死や病気
慢性不眠 (30日以上)	内科的疾患(関節症，癌，慢性疼痛，慢性心不全，COPD，末期腎不全，逆流性食道炎，エイズ，甲状腺機能亢進症，前立腺肥大による夜間頻尿，脳卒中) 薬剤性(抗コリン薬，抗うつ薬，抗てんかん薬，抗腫瘍薬，インターフェロン，β遮断薬，気管支拡張薬，ステロイド，経口避妊薬，甲状腺ホルモン) 原発性不眠(睡眠時無呼吸症候群[1]，むずむず脚症候群[2]，周期性四肢運動障害[3]) 精神的疾患(不安障害，双極性障害，統合失調症，大うつ病，気分変調性障害，境界型人格障害，PTSD) 睡眠相障害(不規則な就寝・起床習慣，時差ぼけ，シフト制の仕事) 薬物使用(アルコール，カフェイン，覚醒剤)

[1] 睡眠時無呼吸症候群：日中の眠気，夜間呼吸区，起床時の口渇や頭痛，熟眠感欠如，中途覚醒を認める．睡眠中の激しいいびきと呼吸停止が同居者より観察される．
[2] むずむず脚症候群：下肢に異常感覚が生じ，動かさずにいられなくなり，入眠障害や熟眠感欠如，日中の眠気を認める．
[3] 周期性四肢運動障害：睡眠中に四肢が周期的にぴくつく不随意運動が出現し，中途覚醒や熟眠障害，日中の眠気を認める．睡眠中の下肢のぴくつきが同居者により観察される．

第7条：**昼寝をするなら，15時前の20～30分**
　　　　長い昼寝はかえってぼんやりのもと．　夕方以降の昼寝は夜の睡眠に悪影響
第8条：**眠りが浅いときは，むしろ積極的に遅寝・早起きに**
　　　　寝床で長く過ごしすぎると熟睡感が減る
第9条：**睡眠中の激しいイビキ・呼吸停止や足のぴくつき・むずむず感は要注意**
　　　　背景に睡眠の病気，専門治療が必要
第10条：**十分眠っても日中の眠気が強いときは専門医に**
　　　　長時間眠っても日中の眠気で仕事・学業に支障がある場合は専門医に相談
　　　　車の運転に注意
第11条：**睡眠薬代わりの寝酒は不眠のもと**
　　　　睡眠薬代わりの寝酒は，深い睡眠を減らし，夜中に目覚める原因となる
第12条：**睡眠薬は医師の指示で正しく使えば安全**
　　　　一定時刻に服用し就床，アルコールとの併用をしない

※本稿は，横林賢一先生著：眠れない，新総合診療医学—家庭医療学編，カイ書林，2012から著者の許可を得て編集部が作成しました．

住み慣れた家で最期の時を過ごしたい

■ **妹を膵臓がんで亡くした上原葉月さん（仮名）の話**

「妹は，2009年の12月に入院し，膵臓がんの手術のあと入退院を繰り返して，翌年の8月に病院で54歳の若さで亡くなりました．よくがんばったと思います．自宅にいるときは，近所のお医者さん（ご専門は整形外科とうかがいました）は2週間に1回往診し，あとは主に訪問看護師さんが診てくれました．「急変時が心配」「家族に負担をかけたくない」という思いを妹も持っていたと思います．今の日本で，最期まで自宅で過ごすのは夢のまた夢なのでしょうか？」

Q：先生，今の日本に在宅医療の専門医はいるのですか？
A：在宅での療養を80％近くが希望していながら病院で亡くなっています．国民が，日本のどの地域に住んでいても，安心して在宅医療を選択できる権利を持つためには，**在宅専門医**を育てることが必要です．（**ことば1**：日本在宅医学会では2009年4月から在宅医療研修プログラムを開始しました．学会認定のプログラムにしたがって専門領域としての在宅医療を研修する医師が育ってきています．）

現在，国民の2人に1人ががんにかかり，3人に1人ががんにより死亡しています．国民の半数以上が願う「住み慣れた家で最期の時を過ごしたい」という希望を叶えるためには，在宅緩和（ざいたくかんわ）ケアという専門医療の提供が欠かせません．本号では，この在宅緩和ケアの要である疼痛管理・症状管理の医療が現在どこまで進歩してきているのかをみてみましょう．

■ 疼痛管理（とうつうかんり）

Q：疼痛の管理はどのように始めるのですか？

A： 疼痛管理の第一歩は，疼痛の的確な評価から始まります．疼痛の評価は，治療効果の判定の観点から，フェイス・スケール（**Box 1**）といった情報が重要視されています．疼痛の管理には疼痛の程度以外にも多くの情報が大切で，を含んでおり，疼痛の評価を5W1H（Who 誰が，Where どこが，When いつから・どんな時に，What どのように，Why なぜ，How どのくらい）に基づいて行うことで，適切な原因追求，治療法・対処を導き出すことができるようになりました．

Q：がんによる痛み（がん性疼痛）の原因は何なのですか？

A： がん性疼痛は**侵害受容性疼痛**（**ことば2**：健常な組織を傷害するか，その危険性を持つ刺激が加わったために生じる痛み）と神経障害性疼痛（**ことば3**：末梢あるいは中枢神経系そのものの機能異常による病的な痛み）に分類されます．前者は更に，どこからくる痛みなのかが曖昧な内臓痛と，どこからくるのかが明瞭な体性痛に分けられ，オピオイド（**ことば4**：強力な鎮痛薬として，医療目的での合法的な用途をもつ物質，元来はアヘン様の意）が有効です．一方，後者はオピオイドが効きにくいため，鎮痛補助薬の併用を必要とすることが多いのです．

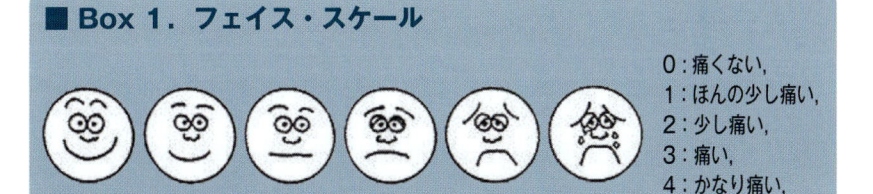

■ Box 1. フェイス・スケール

0：痛くない，
1：ほんの少し痛い，
2：少し痛い，
3：痛い，
4：かなり痛い，
5：非常に痛い

Q：そのがん性疼痛の治療は何を目指しているのですか？
A：疼痛治療の目標は，以下のように設定し，段階的に達成することを目指します．

第１目標　疼痛に妨げられない夜間の睡眠時間の確保
第２目標　安静時の疼痛の消失
第３目標　体動時の疼痛の消失

　がん性疼痛の治療方法は，薬物療法・放射線療法・神経ブロックなど多岐に渡りますが，その中でも薬物療法が中心を占めており，**WHO方式がん疼痛治療法**（**ことば5**：世界保健機関が1986年に発表したがん性疼痛治療の基本方式）の5原則に則った方法で行えば80〜90％の疼痛が緩和できるようになりました．

Q：WHOの３段階除痛法というものを知りたいです．
A：疼痛緩和に使用される薬剤をWHOの３段階除痛法（**Box 2**）に沿って順に説明します．

第１段階　非オピオイド
　がん性疼痛を認めた場合，それが軽度であればまず非オピオイドすなわち非ステロイド性消炎鎮痛薬（NSAIDs）やアセトアミノフェンを使用します．
第２段階　弱オピオイド
　非オピオイドを使用しても疼痛が残っている場合や，疼痛が中等度の場合には弱オピオイドを使用します．
第３段階　強オピオイド
　弱オピオイドを使用しても疼痛が残っている場合や，疼痛が中等度以上の場合には強オピオイドを使用します．現在日本で認可されている強オピオイドは，モルヒネ・フェンタニル・オキシコドンの３種類です．モルヒネを基本薬とし，投与経路・効果・副作用の観点からより適切な薬剤を選ぶ必要があります．

Q：先生は先ほど，神経障害性疼痛にはオピオイドが効きにくいため，鎮痛補助薬の併用を必要とすることが多いとおっしゃいましたね．
A：はい．**Box2**にあるように鎮痛補助薬は抗うつ薬，抗けいれん薬，抗不整脈薬，ステロイド，N-methyl-Daspartate（NMDA）受容体拮抗薬の５つに大別されます．鎮痛補助薬に関しては，十分な根拠や保険適応がないものが多いため，病院・地域の専門家の意見に従って使用しているのが現状です．

■ Box 2. WHO の 3 段階除痛法

	Step 1 軽度の疼痛	Step 2 中等度の疼痛	Step 3 中等度以上の疼痛
			強オピオイド モルヒネ フェンタニル オキシコドン
		弱オピオイド リン酸コデイン リン酸ジヒドロコデイン	
	非オピオイド　NSAIDs，アセトアミノフェン		
	鎮痛補助薬　抗うつ薬，抗けいれん薬，抗不整脈薬 ステロイド，NMDA 受容体拮抗薬		

Q：先生が疼痛の管理で重要と思われることは？
A：疼痛管理のための重要ポイントを 3 つ挙げます．
1. オピオイドを導入しても，継続可能であれば非オピオイドは中止せずに併用します．
　薬剤毎に鎮痛機序が異なるため，併用することが基本です．
2. 突出痛といわれる突然現れる一時的な強い痛みに対して，頓服薬を用意します．
3. オピオイド導入と同時に副作用対策を行うことが大切です．
　よくみられる副作用としては，便秘，嘔気・嘔吐，眠気があります．
便秘：ほぼ全例に見られますので，オピオイド投与が続く限り対策が必要です．
嘔気・嘔吐：約 3 割に出現．オピオイドの投与開始時や増量時に出現します．
眠気：3～5 割に出現．3～5 日で耐性が生じるため，オピオイド投与前に眠気の出現についてよく説明しておけば，経過観察でよいことがほとんどです．

■ 症状管理

Q：在宅緩和ケアではどんな症状が問題になるのですか？
A：在宅緩和ケアで直面する機会の多い症状をいくつか挙げ，それぞれの管理方法を述べます．

●呼吸困難

　呼吸困難は「呼吸時の不快な感覚」と定義される主観的な症状です．まず治療可能な原因がないか検索し，病態に応じた治療を行います．薬物による対症療法としてはモルヒネ（M）・ステロイド（S）・トランキライザー（T）の投

与が中心で，略してMST療法と呼ばれます．また薬物によらない対症療法としては，在宅酸素療法があります．この場合の酸素吸入量は，**酸素飽和度（ことば6**：血液中のヘモグロビンの何％が酸素と結合しているかを表したもの．ヘモグロビンは赤血球の中に含まれるたんぱく質で，酸素と結合して，脳や心臓など全身に酸素を運ぶ役目を果たしています）の正常化以上に，患者本人の自覚症状が消えることを目安にします．

● 嘔気・嘔吐

腸閉塞があるかないかにより対応が異なります．腸閉塞がない場合の嘔吐では，原因として，①中枢性嘔吐（オピオイドや抗がん剤などの薬剤性），②末梢性嘔吐（便秘・消化管運動麻痺など），③高カルシウム血症，④脳圧亢進などが考えられます．それぞれ病態に応じて，①抗精神病薬・抗ヒスタミン薬，②下剤・消化管蠕動促進薬，③ビスホスホネート，④ステロイド・浸透圧性利尿薬などを投与します．

腸閉塞がある場合の嘔吐では，更に閉塞部位により対応が異なります．胃や十二指腸など上部消化管閉塞では，一般的に薬物療法が効きにくいため，鼻から胃に挿入するチューブによる経鼻胃管などの消化管ドレナージと呼ばれる体外への排液が必要となります．一方，大腸や小腸など下部消化管閉塞では酢酸オクトレオチドが有効です．

● 食欲不振・全身倦怠感

がん終末期の食欲不振・全身倦怠感にステロイドが有効なことが多いとされています．効果は1〜2ヵ月程度で，効果消失と共に比較的急速に全身状態が悪化して，最期を迎えることが多くなります．

● 腹水（胸水）コントロール

まず利尿薬を投与するが，胸水の場合は一般的に効果を期待しにくいとされています．同時に，過剰な輸液が行われていないか輸液量を見直すことも必要です．更に，ステロイドの投与により腹水の貯留スピードの減少が期待できます．投薬を行ってもコントロールに難渋する場合には注射器で内容物を抜く穿刺排液（せんしはいえき）を行います．予め，穿刺排液が頻回になることが予想される際には，腹腔や胸腔内へのカテーテルを入れることも検討されます．

●高カルシウム血症

　オピオイドの副作用と類似した症状（便秘，嘔気・嘔吐，眠気，食欲不振，せん妄など）が認められた場合に疑います．ビスホスホネートの点滴が治療の中心です．カルシウムの血液濃度が一定に保たれないと，細胞の機能は一定に保つことはできません．

Q：せん妄とは何ですか？
A： せん妄は，死亡までに70%のがん患者に生じる，頻度の高い症状ですが，最も治療に難渋する症状の1つでもあります．日野原重明先生（聖路加国際病院理事長）は，「意識がありながら言う事がおかしい，まともな振る舞いの中にちらっとかげろうのように出現する」と述べています．治療の基本は，原因病態を軽減・除去することです．このような病態を早期に発見することも，病院総合医や家庭医の大きな役割といえましょう．

賢く選ぶ百歳長寿の養生訓

患者・家族も知っておきたい，がん疼痛治療法の5原則（WHO方式）

第1条： 経口投与（お薬を口から飲むこと）を基本とします
第2条： 時間を決めて定期的に投与します
　　　　鎮痛効果に切れ目がないように，頓服のみで使用しません．「毎食後」ではなく，8時間毎や，6時・14時・22時など規則正しく投与します．
第3条： 疼痛の強さに応じた鎮痛剤を選びます
第4条： 患者さんに見合った個別的な量を投与します
　　　　適切な投与量は鎮痛効果と副作用とのバランスが最もよい量であり，患者毎に異なります．
　　　　「標準投与量」「投与量の上限」があるわけではありません．
第5条： 患者さんに見合った細かい配慮をします
　　　　疼痛の変化や鎮痛剤の副作用をよく観察し，患者さん毎に個別に対応します．

※本稿は，齋木啓子先生（梶原診療所）の「疼痛管理・症状管理」「新・総合診療医学：家庭医療学編」，カイ書林，2012をもとに編集部が作成しました．

むくみはどうして起こるのですか？

「むくみ」は医学用語で浮腫（ふしゅ）と呼ばれます．浮腫は患者さんにとって気がかりなだけでなく，いろいろな原因でおこり，重要な病気が原因となっていることがあり，医師にとっても非常に重要な症状です．今回は，「むくみ」について，主婦A子さんの質問に答えるかたちですすめます．答えるのは，徳田 安春先生（筑波大学附属病院水戸地域医療教育センター・水戸協同病院 総合診療科）です．

主婦A子さん：女性に多い訴えのひとつに，「むくみ」がありますが，これは病気でしょうか？

Ｄｒ徳田：自分ではむくみと感じても，自然に解消するごく軽いものは心配ありません．しかし，重大な病気につながるものや，病気の症状として現れる場合もあります．「むくんだ感じ」は，多くの人が経験しています．水分を大量に摂ったり，長時間立っていたり，長く歩いた後などには，脚がむくんだような気がするものです．しかし，すぐに解消する，こうした「感じ」はほんとうのむくみではないことがほとんどです．「むくみ」は重力の影響で脚に起きやすいものです．ただし，膝の下の下腿前面（**Box 1**）を指でさぐってみて，皮膚の下の骨が触れる程度のときはむくみではありません．脛骨前面とは向こう脛のことです．向こう脛やくるぶしは，皮膚の下に骨があります．そこを触って骨がわかれば，むくんでいるようでも心配はなく，骨が感じないほどの場合が心配なむくみというわけです．

むくんでいるのが片脚なのか両脚なのかが，原因を考えるときのひとつのポイントです．

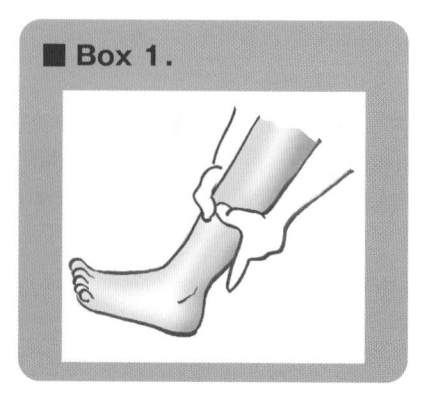

■ **Box 1.**

第2章　げんだい養生訓

■ 合併症がこわい静脈血栓症

主婦A子さん：急な片脚のむくみで心配な病気とはどのようなものがありますか？

Dr 徳田：片脚が急激にむくんだときは，重要な病気として静脈血栓症（じょうみゃくけっせんしょう）も考えられます．静脈血栓症とは脚の静脈に血の塊（血栓）ができて，詰まらせてしまっている病気です．この病気は合併症がこわいのです．脚の静脈の血栓が剥がれて血液の流れにのり，心臓を通って肺動脈に行くことがあって，そこで詰まると，肺塞栓症（はいそくせんしょう）という命にかかわる病気になることがあります．片脚が急にむくんだその前に，同じ姿勢を続けていたときは要注意です．エコノミークラス症候群，また最近ではロング・フライト症候群などと呼ばれていますが，長時間乗り物に乗っていたなどでずっと同じ姿勢でいたときに，静脈血栓症を起こす危険性があります．

■ 片脚がむくんだとき

主婦A子さん：片脚に徐々に起きるむくみで他に心配な病気とはどのようなものがありますか？

Dr 徳田：片脚が徐々にむくんできたときには，リンパ浮腫の可能性もあります．リンパ浮腫とは，リンパ液の流れが悪くなって起きるものです．婦人科や泌尿器科の手術でリンパ節を取り去り，それらの手術がリンパ節に影響した場合や，あるいはやはり婦人科や泌尿器科の放射線治療をした場合などに，あとから起こることがあります．また，がんのおそれもあります．婦人科や泌尿器科，大腸・直腸・肛門などのがんが，その周囲のリンパ節に広がるとリンパ浮腫が起こる場合もあります．

■ 両脚がむくんだとき

主婦A子さん：では，両脚がむくんだときには？

Dr 徳田：急に両脚がむくんだというとき，私たち医師がまず確かめるのは，薬を飲んでいるかということです．たとえば糖尿病の治療薬であるピオグリタゾンや漢方薬の成分で甘草（かんぞう）などは，むくみを起こすことがあります（**Box 2**）．これらの薬を飲んでいないとわかったときに，ほかの原因を疑って調べることになります．

■ **Box 2．むくみをきたすことがある薬**

血圧を下げる薬のうち，カルシウム抗菌薬
ステロイド剤
非ステロイド性消炎鎮痛剤
糖尿病の治療薬のうち，ピオグリタゾン（商品名：アクトス）など
漢方薬のうち，甘草

■ **「早い浮腫」と「遅い浮腫」がある**

Dr 徳田：むくみを3本の指で押すとくぼみができますが，そのくぼみが元に戻るまでの時間のかかり方で，考えられる病気は違います。40秒以内というごく短い時間にくぼみが戻るとき，私は「早い浮腫」と呼んでいますが，この場合には血液中のアルブミンというたんぱく質の数値が下がっていることが多いです。そうしたアルブミンの下がる代表的な病気としては腎臓の病気，特にネフローゼ症候群と，肝臓の病気の肝硬変などが考えられます。

　ネフローゼ症候群とは腎臓から蛋白質が喪失していく病気，肝硬変はよく知られているように肝臓が固くなって，その機能を失いかけている病気です。アルブミンが低下したときのむくみは全身に均等に起こります。そこで腎臓の病気や肝硬変では，まぶたのむくみも加わる，いう特徴もあります。

　一方，指で押すとできるくぼみが，ゆっくり40秒以上かけて戻る「遅い浮腫」のときは，血液中のアルブミンの数値は下がっていません。そうしたむくみのときには心不全の可能性があります。心不全とは心臓の働きが悪くなっている状態で，そこに至るにはいくつもの心臓の病気が考えられますが，重症であることも多いのです。

　また，両脚のむくみで，指で押してもくぼみができないものもあります。この場合もさまざまな病気が考えられますが，多いのは，甲状腺機能低下症で，これは女性に多い病気です。

■「脂肪浮腫」という病気もある

主婦A子さん：両脚がむくんだとき，他にはどのような原因がありますか？
Dr 徳田：現代の生活で，以前はなかったような原因からのむくみも起きています．

　むくみ，つまり「浮腫」というのは体の中で細胞の外で，かつ血管の外のスペースに水がたまってしまった状態です．ところが今，水がたまっているわけではないけれども浮腫のようにみえる状態があります．「脂肪浮腫」といって，病的な肥満によって，脂肪で脚がふくらんでしまっているものです．脚がむくんでいるときは足首から先の，足の甲もむくみますが，脂肪浮腫では，足首から先はむくみません（**Box 3**）．

　また，むくみがあるけれども原因がわからないという場合を「特発性浮腫」（とくはつせいふしゅ）といいますが，その中には，利尿剤（りにょうざい）の誤った使い方によるものがあります．

　本来は処方箋がなければ購入できないある種の利尿剤を，インターネットで購入して，ダイエットのために濫用しているということがあるのです．そうした薬を飲み続けていて急に中断すると，逆にむくみが出ることがあります．

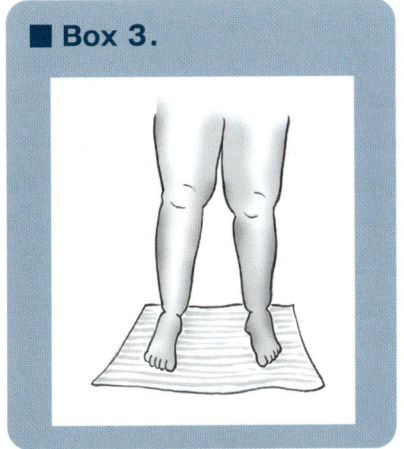

■ Box 3.

賢く選ぶ百歳長寿の養生訓

「むくみ」に気づいたときの養生訓　三か条

第1条：「むくみ」に気づいたら診察を受ける
　　　　　むくみと一口に言っても，いろいろな原因があり，重大な病気から起きている場合が　あります．ですから，「むくんでいる気がする」のではなく，「これはむくみだ」と自分でわかったときには，積極的に診察を受ける必要があります．
第2条：とくに片脚がむくんだら急いで受診する
　　　　　特に片脚がむくんだというときは，急いで治療が必要な病気が考えられますから，すぐに病院で調べることをお勧めします．
第3条：両脚のむくみでも，気づいたら主治医に相談する．

健診で血尿が見つかった！

　32歳の女性が，職場の健診で血尿（潜血2＋）を指摘されて来院しました．その他の検査では血清 Cr 0.7mg/dL，蛋白尿1＋，血清 IgA 450mg/dL でした．この女性は，これまで大きな病気にはかかりませんでしたが，かぜをひくと咽頭痛を伴うことが多かったと言います．常用薬はありません．
　血圧 116/76mmHg，脈拍 80/分，その他異常ありません．

■ 血尿はどうして起こるのですか？
　腎臓と尿路は **Box 1** のようにできています．腎臓は，糸球体（しきゅうたい）と呼ばれる器官で血液の中から余分な水分を絞り出し尿を作ります．尿管は尿の流れ道，膀胱は尿をためておくところです．

　血尿は，大きく3つの原因で起こります．過度な運動や血液の病気などの全身疾患，腎臓が原因で起こる場合，それに下部尿路に原因がある場合です．このように血尿は様々な病気を発見する糸口にもなりますが，一方，検尿異常で外来を受診する患者さんが不要な不安を持たないためにも，まず家庭医，総合医の先生に相談しましょう．

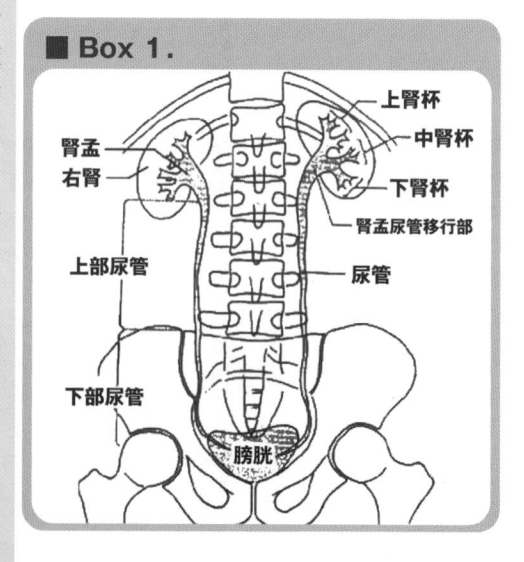

■ Box 1.

（図：腎盂，右腎，上腎杯，中腎杯，下腎杯，腎盂尿管移行部，上部尿管，尿管，下部尿管，膀胱）

さて，血尿の原因は，糸球体性（しきゅうたい＝腎性）か非糸球体性（ひしきゅうたい＝非腎性），即ち腎臓内科の領域か泌尿器科の領域かに大別されます．糸球体性の血尿で肉眼で見える血尿を来す疾患は少なく，肉眼で見える血尿では主に悪性腫瘍を主とする泌尿器疾患であることが多いのです．しかし，ごくわずかの血液が尿に混入するだけで肉眼的に赤くなるので（1Lの尿にわずか1mLの血液），糸球体性の血尿であっても肉眼的に赤くなることはあります．また，一般的に尿が真っ赤に見える肉眼的血尿であっても，輸血が必要になるような状況はあり得ず，むしろ血が固まったことによる尿路閉塞に気を付けるべきです．さらに，尿中に凝血塊がある場合は糸球体性ではなく，尿路からの出血の可能性が高いのです．

■ 本当に「血尿」かどうかはどのようにしてわかるのですか？

血尿を来す疾患はたくさんあり（**Box 2**），まず患者さんが「尿が赤い」と訴えた時に，それが本当に「血尿」であるかを尿検査で調べる必要があります．尿の色が濃くなっているだけで，「赤い」と表現することもあるからです．また，「血尿」と「尿潜血陽性」は同義ですが，以下に説明するように実際には異なることもあるため，「血尿」の際は必ず尿定性試験（試験紙法）に加えて尿沈渣で赤血球の存在を確認しておく必要もあります．

■ Box 2.

糸球体疾患	IgA腎症，菲薄糸球体基底膜症候群（Thin basement membrane nephropathy: TBMN）
尿路系悪性腫瘍	膀胱癌，腎癌，前立腺癌，尿管癌，腎盂癌
尿路感染症	腎盂腎炎，膀胱炎，前立腺炎，尿道炎，尿路結核
尿路結石	腎結石，尿管結石，膀胱結石
その他	腎動静脈奇形，腎囊胞・多発性囊胞腎，遊走腎，ナッツクラッカー症候群（nutcracker syndrome）

賢く選ぶ百歳長寿の養生訓

ここまできた「血尿」診断の3ヶ条

第1条： 尿沈渣で赤血球の存在を確認する
　　　　　冒頭の患者さんは,「これまで大きな病気の経験がない若い女性の尿潜血」という時点で泌尿器科の疾患ではなさそうです.

第2条： 血尿が一時的なものか,継続したものか再検する

第3条： 糸球体性か非糸球体性かを鑑別する
　　　　　この患者さんは,蛋白尿もあるため,糸球体性血尿の可能性を考えます.
　　　　　蓄尿して蛋白尿の定量を行い,1日500mg以上あれば,いよいよ糸球体性の腎炎の可能性が高く,腎生検による確定診断を考慮します.その際,抗核抗体,補体,各種ウイルス肝炎などの血清学的な検査に加え,IgA濃度測定もIgA腎症の多い日本では有用です.この患者さんは,血清IgA濃度が300mg／dL以上あり,IgA腎症である可能性が高いと言えます.

※本稿は,長浜正彦先生,小松康宏先生著：血尿,新・総合診療医学,カイ書林,2012.をもとに編集部で作成しました.

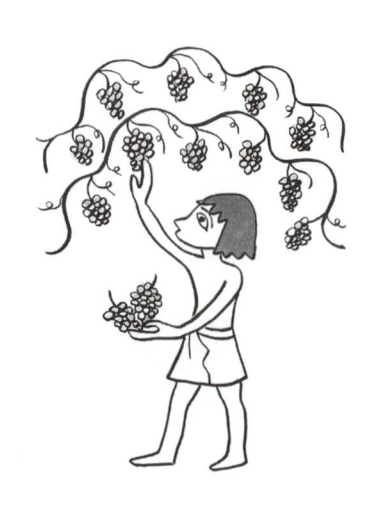

かゆみが出た！

■ **かゆみで気を付けるのはどんなことですか？**

　かゆみは患者さんからの訴えが多い症状であり，皮膚の病気によるものと全身の病気とともに出てくるものとに分類されます．かゆみの訴えは年齢とともに増え，患者さんによっては，かゆみが強いために，夜眠れなくなったり，かゆくて日常生活が送れないなど，生活の質（QOL）が極端に低下する方もいらっしゃいます．かゆみや発疹は皮膚の病気で起こることが多いですが，全身の病気の存在も皮膚が手がかりとなることがあるのは重要と思われます．たかがかゆみと思わずに，家庭医にご相談下さい．主な病気を **Box 1** に示します．また，掻きすぎると，もともとの皮膚の病気が掻き傷でわからなくなったり，かゆみが強くなることもありますので，爪で掻かないように気をつけましょう．

■ **Box 1．かゆみの原因となる主な病気**

A：はっきりしない紅斑など，皮膚の障害があってのかゆみ
　水性掻痒症，アトピー性皮膚炎，水疱性類天疱瘡，接触性皮膚炎，疱疹状皮膚炎，ファイバーグラス皮膚炎，虫刺症，汗疹（刺すような熱感），しらみ症，疥癬，蕁麻疹，乾皮症（皮膚乾燥症）

B：明確な紅斑などの皮膚の病変を伴うかゆみ
　薬疹，毛包炎，真菌感染，扁平苔癬，慢性型単純苔癬，菌状息肉症，落葉状天疱瘡，ばら色粃糠疹，妊娠に伴う掻痒性蕁麻疹様丘疹もしくは斑，乾癬，日光皮膚炎

C：全身の病気に伴うかゆみ
　AIDS，薬物性胆道系疾患，妊娠，肝硬変，慢性腎不全，甲状線機能亢進症，リンパ網内系疾患 [Hodgkin（ホジキン）病・非 Hodgkin リンパ腫]，性心疾患，内臓の悪性腫瘍

D：最も多い原因と，配慮すべきこと
　乾皮症は若年層，老年層のどちらにおいても，皮膚掻痒症の原因として最も多い．慢性腎不全は二次性の皮膚掻痒症と最も関係のある全身性疾患である．悪性腫瘍は慢性皮膚掻痒症の患者で重要であるが，ある皮膚科医によると悪性腫瘍が併発するのは1％にすぎない．

■ **かゆみ・発疹の診療の流れを教えてください.**

　診療では，かゆみや発疹の場所と，それらが持続する時間，悪くなる要因とよくなる要因，内服薬，職業，旅行歴，入浴習慣，アトピーや悪性腫瘍の家族歴を確かめます．また，妊娠の可能性や糖尿病，慢性腎不全，肝障害などの病気がないかについても聞きます．

　おからだの診察では，十分明るいところで全身の皮膚をみます．場所によって本来の皮膚の病気か，特定の場所に障害の出る全身の病気の現れかがわかることがあります．

　もし皮疹が見つからなかったり，皮疹が手の届かないところにあったら，全身の病気を考えます．皮膚の診察に加えて，他の臓器についても，臓器腫大や，リンパ節腫張，甲状腺腫大，妊娠，貧血の兆候がないかを調べます．

　それでも診断がはっきりしないときには，掻痒症かゆみの最も多い原因（乾皮症）の治療を2週間行ってみます．その際患者さんに，**Box 2**の内容も説明しています．

　かゆみが出てから数年後に悪性腫瘍が出現することがあるため，経過観察は重要です．かゆみの原因がわからないこともあります．そのようなときには，精神的な原因でかゆみが起きていることもあります．心と体のどちらが病気の原因なのか判断が難しいこともあります．うつ，不安，他の精神的な問題は，皮膚の病気が原因であることもあります．家庭医は適切な時期に精神的な問題を評価するようにしています．

　薬疹（お薬が原因で起きる皮疹）や皮膚の悪性腫瘍が疑われる場合，家庭医ではできない治療がある場合は，皮膚科や他科の専門医を紹介する場合もありますので，紹介状を持って受診して下さい．

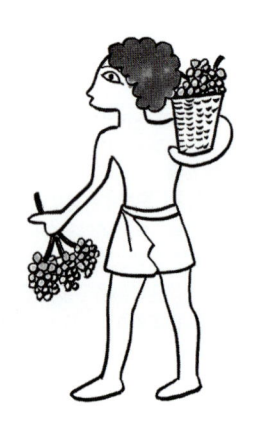

第 2 章　げんだい養生訓

■ Box 2. かゆみを訴える患者さんへのアドバイス

- 皮膚の潤滑剤を多量に使用
  寝る前にワセリンや潤滑クリームを使用；アルコールの入っていない，低刺激性のローションを日中は頻繁に使用する．

- 入浴の回数を減らす
  温めのお湯に短時間つかるようにする；入浴後，短時間でたたくように乾かし，すぐに皮膚潤滑剤を使用する．

- 低刺激・無香・低アレルゲンの石けんを 1 週間に 2，3 回使用する
  毎日石けんを使用するのはそけい部と腋窩部（脚，腕，体幹は除く）に制限する．

- 乾燥した室内環境を加湿する，特に冬皮膚を刺激しない衣類を選ぶ
  （2 度洗いした綿やシルク製が望ましい）；羊毛やなめらかな手触りの綿，保温素材（化学線維）製の衣類は避ける．シーツを洗う際にはすすぎの時にバスオイル（例えば，Alpha Keri＊（パラフィン 91.7％，ラノリンオイル 3％））を加える．

- 血管を拡張させるもの（カフェイン，アルコール，スパイス，温水；シャワー）の使用や過度の発汗は避ける．

- 爪を短く清潔に保ち，掻爬による合併症を予防する
  掻きたい衝動を抑えられないときは手のひらで皮膚をこするようにする．

賢く選ぶ百歳長寿の養生訓

第 1 条：家庭医のていねいな病歴聴取と皮膚の診察で，診断がつくことが多いのでがまんしないで相談してみる．

第 2 条：診断がつかない場合も，かゆみは苦痛を伴う症状なので，治療を受けながら，経過観察のために受診する．

第 3 条：家庭医から提案があったら，皮膚科などの他科専門医にも受診して相談してみる．

※本稿は，八藤英典先生著，かゆみ・発疹がでた，新・総合診療医学－家庭医療学編，カイ書林，2012．をもとに編集部が作成しました．

77

ころばぬ先のつえ

■ 転ばないようにすることはどうして大切なのですか？

　転ぶことを，医学用語では転倒（てんとう）と言います．"スリップ，つまずき，よろめきによる同一平面上で転ぶこと"と定義されます．転倒は老年症候群（ことば：青壮年者には見られないが，加齢とともに現れてくる身体的および精神的諸症状・疾患）の一つに挙げられていますが，これはこの転倒という現象が高齢者だけでなく，社会全体に与えるインパクトの強さによるのです．例えば，転倒して，右大腿骨頸部骨折（だいたいこつけいぶこっせつ）を起こし，入院し，寝たきりになってしまいます．あるいは転倒してから，転倒を恐れるあまり，引きこもりとなり，うつ病になってしまいます．また，病院・療養施設においても転倒は重要な"院内事故"のひとつであり，医療安全の面からも転倒の危険とその予防に関して理解しておくことは大変重要なのです．

■ 転倒診療のガイドラインとはどんなものなのですか？

　高齢者の診療は，このような転倒の危険を念頭に置いておこないます．米国と英国老年医学会は 2010 年に転倒診療ガイドラインをまとめました．そのガイドラインでは全ての 65 歳以上の高齢者に転倒に関するスクリーニング（ふるい分け）とリスクアセスメント（危険性の評価）を行うことを勧めています（**Box 1**）．

> ■ Box 1. 転倒診療のスクリーニングとリスクアセスメント
>
> A. 全ての65歳以上の患者に対して以下のスクリーニング質問をします.
> 1. 過去1年間で2回以上転倒したことがありますか?
> 2. 転倒で医療機関を受診したことがありますか?
> 3. 歩行・バランスに困難を感じたことがありますか?
>
> B. 上記の質問に1つでもYesであれば歩行とバランスの評価である「立って歩けテスト（Get UP and Go test）」（上肢を使わずに椅子から立ち上がって，いくつかの速度で歩かせ，元の場所に戻る）を行います.
>
> C. リスク評価
> Get UP and Go testで少しでも異常を認めれば，転倒の恐れがある群としてどのような危険性があるのかの評価へと進みます．これは転倒とは単一の原因によってではなく，複数の要因によって生じるという理論に基づいています.

■ 転倒の恐れがある場合どのようなアドバイスをするのでしょう.

以下のような指導をしています.

①服用薬を減らす

転倒と特に強い相関があるのは抗精神薬，抗うつ薬，ベンゾジアゼピン薬とポリファーマシー（4種類以上の薬を服用）とされています．これらの薬剤はできるだけ少量を使用するか中止します．高齢者は複数の医療機関を"はしご"していることがあり，他院で危険な薬を処方されていることもあるのです．お薬手帳を用いて定期的に服用薬をチェックします.

②運動プログラム

歩行，バランス，筋力強化に重点を置いた転倒予防運動を行います．http://www.tmig.or.jp/J_TMIG/EPID/tentouWeb/mokuji.htm#mokuji等を参考にしても良いでしょう.

③眼科疾患の治療

白内障，緑内障，黄斑変性症など，高齢者に起こりやすい眼科疾患は転倒の原因になりうるとされています．眼科疾患の治療と転倒予防との間に強力な証拠はありませんが，視覚障害は認知機能にも悪影響を及ぼすと考えられており，眼症状があれば積極的な治療介入も考慮します.

④ **起立性低血圧への対処**

　起立性低血圧は転倒との関連は大です．脱水，薬物，自律神経障害などが起立性低血圧の原因となりうるため，積極的に治療します．

⑤ **不整脈への対処**

　不整脈が失神を引き起こし，転倒を招くことがあるので，病歴から疑われることは心電図，ホルター心電図などを施行します．

⑥ **ビタミンD投与**

　いくつかの研究でビタミンD投与が転倒防止や骨折予防に効果的であったと報告されています．血中25(OH)-ビタミンD濃度が低い場合はビタミンDを多く含んだ食物（特に魚）の摂取やビタミンDの投与を考慮します．骨粗鬆症がある場合は，骨折予防のためにカルシウム製剤の併用も必要です．

⑦ **足とフットウェアーの調整**

　高齢者はバニオン，足趾の変形，爪の変形など歩行に障害をきたしうる足の問題が多いので，適切に指導することで転倒の危険を減らすことができます．

　また，靴に関しては，踵が低く，接地面積が大きく，靴紐やベルトで締めるタイプではない物を勧めます．これにより転倒の危険を軽減できます．

⑧ **環境因子の調節**

　自宅にいる高齢者に限っていえば，ほとんどの転倒は屋外で生じています．転倒時の動作としては立ち上がった時や歩いている時が多く，原因としては"つまずき"が最多です．転倒の危険性の高い高齢者には自宅や屋外環境を医療者が自ら観察して，危険因子を排除するよう指導するのが望ましいでしょう．

賢く選ぶ百歳長寿の養生訓

転倒予防ための3カ条

第1条：過去1年間で2回以上転倒したことがありますか？

第2条：転倒で医療機関を受診したことがありますか？

第3条：歩行・バランスに困難を感じたことがありますか？

　　　　ひとつでも「はい」の人は，かかりつけ医に相談しましょう．

※本稿は，星　哲哉先生（手稲渓仁会病院　総合内科・家庭医療科）の「転倒リスクとその予防」（ジェネラリスト教育コンソーシアム，vol.1，2012．尾島医学教育研究所）をもとに編集部で作成しました．

体重が減った？

　38歳女性の患者さんが，体重減少を理由に受診しました．生まれつき健康で，20代のころは体重50kg台前半でしたが，ここ数年で45kg程度まで落ちてきた，と言います．特に意識してダイエットをしているわけではなく，食欲も良好とのこと．健康診断では特に異常を指摘されたことはありません．外来の検査では，血圧120/70mmHg，脈拍110/分整，体温37.2℃，呼吸数18回/分でした．

■ **このような患者さんは，どんな診療を受けたらよいのでしょう？**
　健康な人が体重減少をきたした場合，何らかの全身疾患が隠れていることがあります．特に高齢者において体重減少は比較的よくみられ，おおまかな内訳は悪性腫瘍16〜36％，うつ病9〜42％，消化器疾患6〜19％となっています．また，体重減少は高い合併症発生率や死亡率と関連しているため注意して診療にあたります．

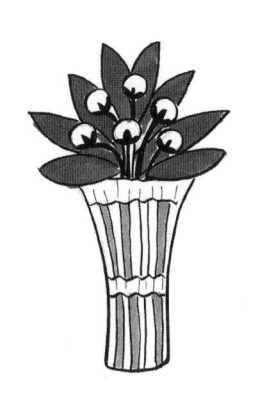

■ 診断のチェックポイントは何ですか？

次の3つのステップで診断をします．

ステップ1：本当に体重減少があるか？

体重減少の医学上の定義は「6カ月以内に普段の体重の5%以上減少すること」です．

5%というとわかりにくいですが，普段がだいたい60kgの人で3kg，80kgの人で4kgの減少というとわかりやすいでしょう．

しかし，実際に正確に体重を把握している患者さんはまれです．とくに高齢者などの場合には数値を確認するのはほとんど不可能です．そのため体重減少が本当にあるのか確認する際にはズボンのベルトがゆるくなった」「着衣がゆるくなった」などの情報もお聞きし総合的に判断し，疑わしい場合には体重減少があるものとして対応を開始していきます．

ステップ2：その体重減少は意図したものなのか？

体重減少を私たちは **Box 1** のように分類しています．
意図した体重減少の中にはダイエット，神経性食思不振症，過食症などがあります．これらはいずれも血液検査や画像検査で診断できるものではなく，詳細な問診がすべてです．特に若い女性においては本人は健康的なダイエットと思っていても過剰な場合があるので注意しています．
また，問診のみでは以後述べる器質的疾患などと区別がつかない場合もあるので，基本的検査にてスクリーニングしてから診断する．

"意図しない"体重減少の場合は，次の**ステップ3**に進みます．

ステップ3：食欲はあるか？

"意図しない"体重減少を診断する際,最も重要なのが食欲があるか否かです．体重減少と言えばつい食欲不振もあると思ってしまいがちですが，食欲が低下しないタイプのものもあります．なお，問診の際に患者が「食事をとれない」と表現することがあるが，それがそのまま「食欲がない」ということではありません（食欲はあるが口が痛くて摂取できない，食欲はあるが下痢が怖くて摂取できないなど）．

ここまでの問診で"意図しない""食欲のある"体重減少と判断したら，甲状腺機能亢進症，糖尿病，吸収不良症候群，歯科・口腔内疾患，嚥下障害などが考えられ，病歴と身体所見を確認します．

ステップ4：病態生理別に考える

　最後に"意図しない""食欲のない"体重減少が残りますが，ここから先はより特別な検査を要することが多くなっていきます．ただし，薬剤歴やアルコール摂取歴，精神症状などといった問診でしか診断できない疾患もあります．特に，高齢者においては，悪性腫瘍，消化器疾患の頻度が高いのですが，抑うつや認知症による食欲不振・体重減少も多くみられます．また，若年者においてはHIV，若年女性においては妊娠なども必ず考慮します．

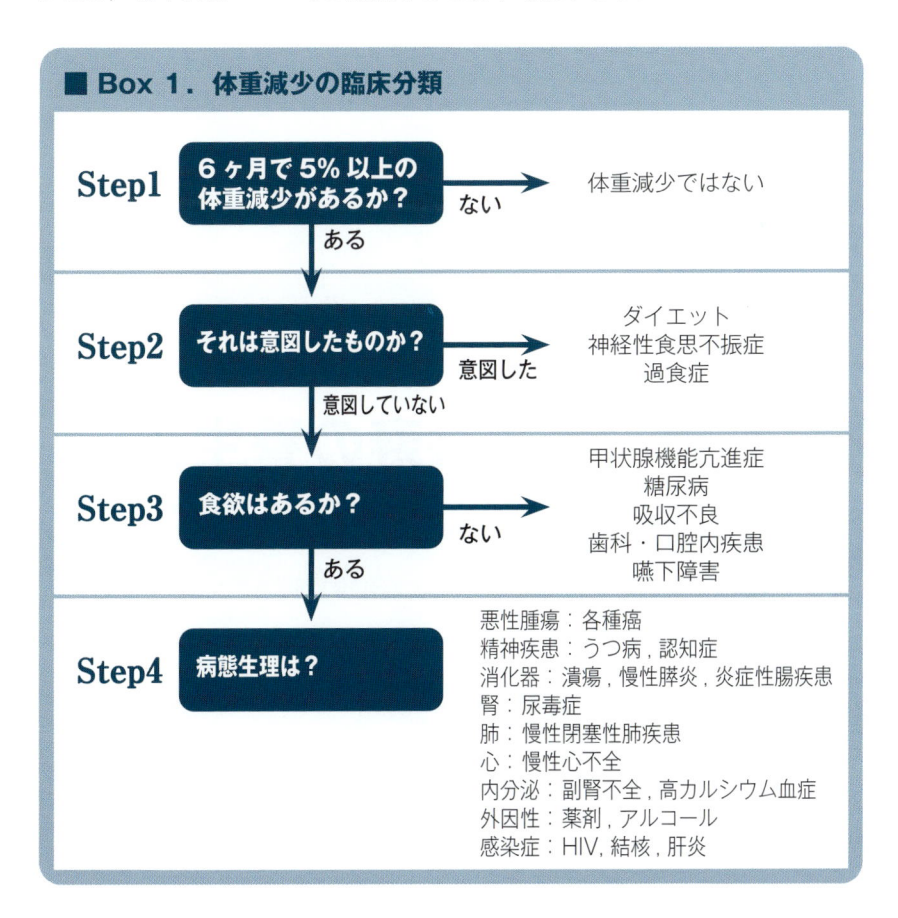

■ Box 1．体重減少の臨床分類

Step1　6ヶ月で5％以上の体重減少があるか？
　→ ない：体重減少ではない
　→ ある

Step2　それは意図したものか？
　→ 意図した：ダイエット／神経性食思不振症／過食症
　→ 意図していない

Step3　食欲はあるか？
　→ ない：甲状腺機能亢進症／糖尿病／吸収不良／歯科・口腔内疾患／嚥下障害
　→ ある

Step4　病態生理は？
- 悪性腫瘍：各種癌
- 精神疾患：うつ病，認知症
- 消化器：潰瘍，慢性膵炎，炎症性腸疾患
- 腎：尿毒症
- 肺：慢性閉塞性肺疾患
- 心：慢性心不全
- 内分泌：副腎不全，高カルシウム血症
- 外因性：薬剤，アルコール
- 感染症：HIV，結核，肝炎

冒頭の事例のまとめ

ステップ1：本当に体重減少があるか？
50kg台前半→45kgへの減少ということで，少なくとも5kgの低下はあります．仮に50kgとしても5％にあたるのは2.5kgであり，体重減少はあるといえます．

ステップ2：その体重減少は意図したものなのか？
すでに問診で聞いてあるとおり，ダイエットをしてはいなかったとのことで，意図しない体重減少と考えられます．

ステップ3：食欲はあるか？
食欲は特に低下はなくむしろ旺盛とのことであり，実際に食事摂取量も増えているとのことでした．この時点で，"意図しない""食欲のある"体重減少と考えました．追加病歴にて，ときどき動悸がみられることや落ち着かないことがあるなどの症状が見られました．甲状腺刺激ホルモン（TSH）を測定したところあきらかに低く，甲状腺機能亢進症と診断しました．

賢く選ぶ百歳長寿の養生訓

体重減少心得の3ヵ条

第1条：体重減少はまず認識することが重要．常日頃体重変化をチェックする．

第2条：食欲はあるか？

第3条：近年の高齢社会においては，上にあげた医学的問題の他に社会経済的問題も配慮される．

※本稿は，「新・総合診療医学―病院総合診療医学」カイ書林，2012所収の「体重減少」（篠原　直哉，仲里　信彦先生）を参考にして編集部が作成しました．

スポーツ傷害を総合診療医がみると

> 中学1年生のA君は，野球部でピッチャーをしています．連日投げ込みをしていました．2～3週間前より投球時に右肘痛があり受診しました．

A君は，右肘内側の骨軟骨障害（こつなんこつしょうがい）という病気でした（**Box 1**）．投球を禁止しリハビリテーションを開始，ストレッチの指導や投球フォームを改善しました．圧痛が消失した後，徐々に投球を再開しました．

10代はスポーツ障害が最も多いのです．特に成長期の子どもたちは骨端が軟骨で構成され最も弱くなり損傷を受けやすくなります．障害を残すこともあるため，10代のスポーツ障害の早期発見・早期治療そして予防は重要な課題です．

> A君は冬になると運動時に息が苦しくなると言います．幼少児に喘息はありましたが小学校以降発作はありません．

運動誘発性気管支攣縮（うんどうゆうはつせいきかんしれんしゅく；運動を始めて5分～10分後に突然発作を起こすもの）の可能性があります．適切なウオーミングアップやマスク着用，β2吸入薬（ベータ2きゅうにゅうやく；気管支の拡張効果をもたらす吸入薬）の使用で症状を軽減できます．その他突然死の原因となる心疾患のスクリーニングのため，運動参加前診察が必要となるかもしれません．

■ **Box 1.** 成長期の野球肘障害では内側障害が最も多い

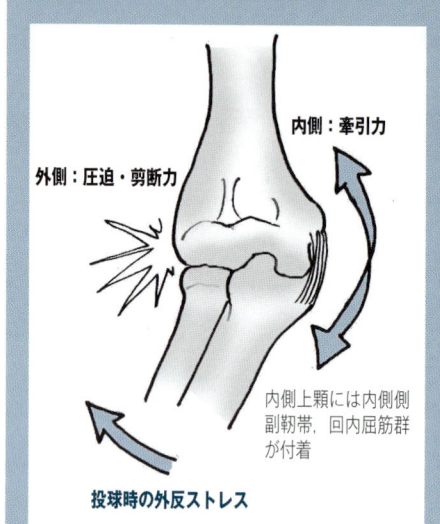

内側上顆には屈筋回内筋群や内側側副靱帯が付着していますので，外反ストレスにより内側上顆に牽引力が働き内側上顆や内側側副靱帯に障害が生じます．

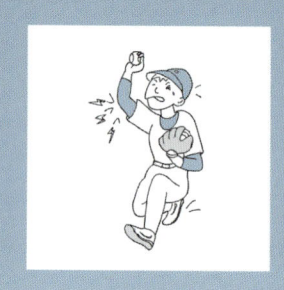

> A君の姉は17歳，高校2年生．陸上の長距離選手．駅伝の練習で走りこみが続いていました．1ヶ月前よりランニング時に右足痛があり受診しました．また月経が3ヶ月以上来ていないといいます．

診察の結果，右第2中足骨の疲労骨折でした．運動量を調整しリハビリテーションを開始しました．運動性無月経，摂食障害，骨粗鬆症は女性アスリートの三徴と言われます．疲労骨折のみならず，摂食障害や運動性無月経にも目を向けたいものです．

第2章　げんだい養生訓

> その後A君は中学3年生になりキャプテンとしてチームを引っ張っています．しかしチームワークが悪く結果も付いて来ません．自分の思うようなプレーも出来ず悩んでいます．

運動選手は様々な心理的プレッシャーを抱えています．心理面は体の状態と切り離せません．心理面への配慮が欠かせず，総合診療医は時にメンタルトレーニングも行います．

スポーツ医学と聞くとトップアスリート（一流選手）を対象とするイメージがありますが，本来スポーツ医学は幅広く，老若男女，全ての人が対象となります（**Box 2**）．またスポーツや運動に伴う問題は筋骨格系が多いのですが，決してそれだけではありません．内科的な問題や女性特有の問題，皮膚や心理，栄養，薬剤など多岐にわたります．

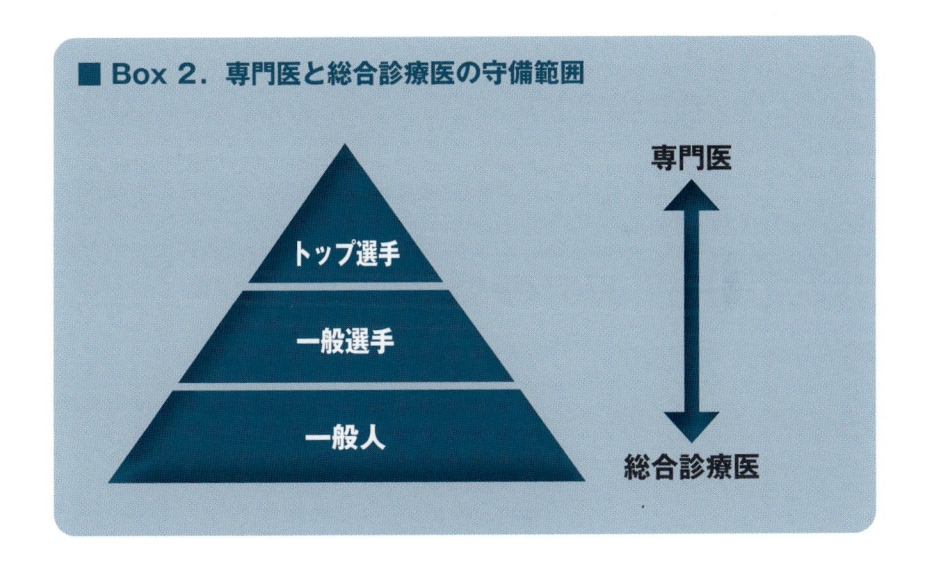

■ Box 2．専門医と総合診療医の守備範囲

（ピラミッド図：上から「トップ選手」「一般選手」「一般人」．右側の矢印は上が「専門医」，下が「総合診療医」を示す）

> A君の試合にチームドクターとして参加しました．試合の後半，小さなフライを捕球しようとしてA君とキャッチャーが激突しました．A君がグランドに倒れたたまま動かない．すぐに駆け寄り声を掛けました．

脳震盪（のうしんとう）でした．プレー続行は禁止し症状相応の経過観察と復帰期間を指示しました．練習や試合の現場では，慢性から急性の問題まで様々な問題が生じるため幅広い対応が求められます．

賢く選ぶ百歳長寿の養生訓

スポーツ障害基礎知識3か条

第1条： 10代はスポーツ障害が最も多い．

第2条： スポーツや運動に伴う問題は筋骨格系が多いが，決してそれだけなく，内科的な問題や女性特有の問題，皮膚や心理，栄養，薬剤など多岐にわたる．

第3条： 総合診療医は，「なんでも相談できるかかりつけのスポーツ医」(**Box 3**)として，地域でのスポーツ傷害や運動に関する問題を解決できることが期待されている．

■ Box 3．なんでも相談できるかかりつけのスポーツ医

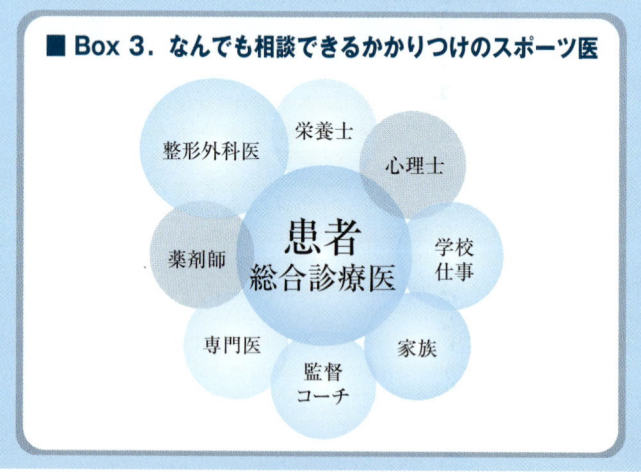

（整形外科医・栄養士・心理士・学校仕事・家族・監督コーチ・専門医・薬剤師／患者・総合診療医）

※本稿は，池尻　好聰先生著「新・総合診療医学—家庭医療学編」（2012年カイ書林刊行）所収の「家庭医とスポーツ医学」をもとに編集部が作成しました．

せき，はな，のど（上気道症状）にご用心

■ せき，はな，のどの症状があるとき，どんなことに注意したらよいでしょう？

せき，鼻症状，咽頭痛（いんとうつう）といった上気道症状は外来を受診する患者さんの訴えの中で最も多いものです．患者さん自身の免疫力により自然に治り，症状の程度としては軽症から中等症で，ウイルス感染がほとんどです．症状は1～2週間程度続きますが，初めの1週間以内にほとんどの患者さんの自覚症状がよくなります．これらの症状に対して医師は，単に診断，治療を行うだけではなく，患者さんが受診した真の理由を探ることが重要な場合も少なくありません．総合診療医，家庭医の腕の見せ所です．

■ 総合診療医や家庭医は，どのようにして診るのですか？

●**感染経路**：接触や飛沫などを通じて感染します．皮膚に付いたウイルスは2時間程度感染力があるので，その間に他人に触れることで伝播され，目，鼻，口などをから体内に侵入し感染します．飛沫感染の予防には，咳エチケット（咳をする際に口を覆うこと）は有用です．また，ウイルスの中にはドアノブや電話などの表面に付着した状態で数時間感染力を有するものもあります．潜伏期間は2～4日程度から，1週間程です．

●**病歴**：典型的な初期症状は咽頭痛，不快感，微熱です．24〜48時間以内に鼻の症状，せきが現れるのが一般的で，ピークはたいてい3〜4日目であり7日目には改善します．1〜2週間，場合によっては3週間以上続くこともあります．症状の強さは患者さん側の要因（年齢，基礎にある疾患，過去の免疫獲得状況，喫煙，栄養状態，精神状態など）と感染したウイルスの要因によります．なお，薬局，薬店で購入できる薬を含めた薬剤歴を確認し，隠されているかもしれない症状の情報をしっかりと入手するよう心掛けています．

●**診察**：全身状態の把握，バイタルサイン（血圧，呼吸数，脈拍数，体温），頭，目，耳，鼻，喉，頚部，胸背部の身体診察を行います．重篤な状態のサインを見逃さないためです．

■ どのような病気に気を付けなければなりませんか？

アレルギー性／季節性鼻炎：のどの痛みや咳がありません．
細菌性咽頭炎／扁桃腺炎：ひどい鼻汁や鼻の不快感などはありません．
伝染性単核球症：のどの痛み，発熱，後頚部リンパ節腫脹を認め，血液検査等で診断が可能です．
インフルエンザ：一般的に高熱，頭痛，筋肉痛，関節痛などがあります．
百日咳：初期はいわゆる急性上気道炎と同様ですが，典型的な百日咳では発作性の嘔吐や無呼吸を伴うせきがあり，4週間以上症状が持続します．

■ では治療法を教えてください．

　ウイルスに対する特別な治療はありません．症状に対して，緩和することを目的にした対症療法が基本となります．発熱，疼痛の緩和はアセトアミノフェン（解熱鎮痛薬）で行います．非ステロイド性抗炎症薬（NSAIDs）も成人を中心に投与されますが，インフルエンザの流行期ではライ症候群（インフルエンザや水痘などの感染後，特にアスピリンを服用している小児に，急性脳症，肝臓の脂肪浸潤を引き起こし，生命にもかかわる原因不明で稀な病気）との関連性が示唆されているため注意が必要です．

　呼吸器，循環器系などに重大な併存症がなく，免疫力の低下をきたすような状態になければ，非特異的な上気道感染に対しては抗生物質の投与を行うことは推奨されていません．抗生物質はウイルスではなく，細菌が原因で引き起こされる合併症などに対し使用されます．

■ どんな合併症があるのですか？

急性中耳炎： 成人よりも小児で合併しやすいものです．耳管の機能が障害され，中耳の圧を調整できなくなることで生じます．鼓膜所見の確認事項を **Box 1** に示します．

副鼻腔炎（ふくびくうえん）： 鼻汁，鼻閉があり，膿性鼻汁，後鼻漏（鼻水が喉に流れてくる症状）があり，咳や発熱を伴うこともあります．ウイルス性の症状は7〜10日以内に軽快し，10日以上持続する場合は細菌性の可能性が高くなります．

市中肺炎（しちゅうはいえん）： 普段の社会生活を送っている中で罹患した肺炎のことで，症状や徴候を慎重に評価しますが，これらのみで肺炎を診断することは困難なこともあり，必要に応じて胸部X線を実施します．

気管支喘息： 可逆性のある広範な気道狭窄によって引き起こされます．重症度評価を行い，それぞれに適した治療を行います．

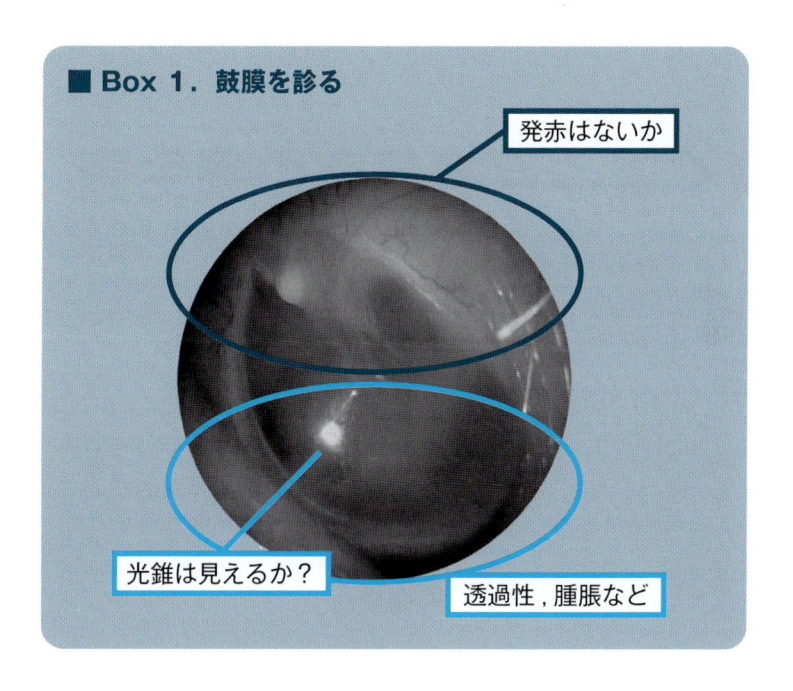

■ Box 1．鼓膜を診る

発赤はないか

光錐は見えるか？

透過性，腫脹など

■ **私たちは，せきが出たり，のどがおかしいときにどんなことに気を付けたらいいのでしょうか？**

　自然に軽快することがほとんどであるこれらの症状に対して，受診せずに市販薬で経過をみる人々も少なくありません．過去に苦い経験があったり，いつもとは違う症状を自覚していたり，大切な用事が控えていたりなど，患者さん特有の受診理由がそこにはあると思います．私たち医療者は，患者さんの既往歴，周囲の流行状況も含めた家族歴，アレルギーの有無，内服歴，喫煙歴などをはじめ，小児では出生歴，ワクチン接種歴などを確認していき患者さんの総合的な情報として診療録に記載していきます．家族やその人をとりまく背景を聞き，有用な情報を見出します．小児の受診の場合，両親の喫煙歴が重要です．

　なお，患者さんの訴え以外の健康上のリスク（例えば，健診は受けているか？日常生活を送る上での問題点はないか？など）を評価し，介入すべき点がないかどうかを考えながら診察することも総合診療医，家庭医にとって重要な役割です．

賢く選ぶ百歳長寿の養生訓

せき，はな，のどの養生訓

第1条： たかがかぜ，されどかぜ．受診時には，どんな病気が起こりうるのかを医療者に聞いて，また合併症への恐れがないかを尋ねる．

第2条： 治療は対症療法が基本となるが，合併症がある場合にはそれぞれに必要な治療を受ける必要がある．

第3条： 受診した理由，健康上のリスク，さらには心理社会的な側面にもアドバイスを受けることで，ピンポイントの受診をより有意義なものにする．

※本稿は，「中川　貴史先生著．せき，はな，のど（上気道症状）．新・総合診療医学―家庭医療学編，カイ書林，2012」をもとに編集部が作成しました．

知っておきたい
慢性腎臓病の正しい知識

■ 慢性腎臓病の人はどのくらいいるのですか？

　日本では成人の8人に1人が慢性腎臓病（chronic kidney disease: CKD）であると推計されています（2007年の統計で約1,330万人，12.9％）．原因として糖尿病性腎症による慢性腎臓病が増加しています．

　慢性腎臓病対策が重要なのは，透析導入による医療経済的問題のみならず，慢性腎臓病が心血管疾患の大きな危険因子であるという証拠が積み重なってきたからです．慢性腎臓病の発症には糖尿病や高血圧などの生活習慣病による動脈硬化が大きく関与しますので，今後ますます慢性腎臓病予防および治療における総合診療医の役割は大きくなるものと予想されます．

■ 慢性腎臓病はどんな病気なのですか？

　以下のように定義されています．

① 尿異常，画像診断，血液，病理で腎障害の存在が明らか（特に蛋白尿の存在が重要）
② GFR（糸球体濾過量）< 60 mL/分/1.73m^2
　①，②のいずれか，または両方が3か月以上持続する

1）慢性腎臓病のステージ（病期）分類

慢性腎臓病の病期分類には，腎機能の評価指標であるGFR（糸球体濾過量）が用いられ，GFRの15および30の倍数で区切られています．

病期ステージ	重症度の説明	進行度による分類 GFR（mL/分/1.73m^2）
	ハイリスク群	≧90(CKDのリスクファクターを有する状態で)
1	腎障害は存在するが，GFRは正常または亢進	≧90
2	腎障害が存在し，GFR軽度低下	60～89
3	GFR中等度低下	30～59
4	GFR高度低下	15～29
5	腎不全	<15

2）腎機能・尿所見の評価法

18歳以上では，日本人のGFR推算式を用いてGFRを推定（eGFR）します．一般に血清クレアチニン値はGFRが50%未満に低下して初めて上昇しますが，GFR推算式を用いることで軽度の腎障害を発見することができます．（この式は日本腎臓学会プロジェクト「日本人のGFR推算式」より2008年3月に出された新しい推算式です）

> GFR推算式
> eGFR（ml/分/1.73m2）= 194 × Cr-1.094 × 年齢-0.287
>   女性は× 0.739
> 注：酵素法で測定されたクレアチニン（Cr）値を用いる，18歳以上に適用する

■ 慢性腎臓病はどのようにして診断するのですか？

慢性腎臓病の定義に基づいて診断，ステージ決定を行います．ステージ決定とともに原因になっている疾患・背景因子の検索を進めます．そのためには，問診および身体所見が重要となります．総合診療医は患者さんとの医療面接時に下記のような点をチェックします．

■ 慢性腎臓病はどのようにして治療するのですか？

末期腎不全（透析導入）への進展することを抑えるだけでなく，心血管疾患の発症を予防することが重要となります．治療の原則は，集学的治療，すなわち，薬物治療だけではなく，禁煙や肥満の解消など生活習慣の改善や食事指導が肝要であり，総合診療医が継続的に患者に関わっていく中で果たす役割は大きいのです．

（1）生活習慣を改善する：

喫煙は慢性腎臓病発症の確かなリスク因子です．飲酒に関しては適正飲酒量（日本酒1合以下）が望まれます．また日本では男性において肥満が末期腎不全の相対リスクを高めることが示されています．

（2）血圧を下げる：

降圧目標は130/80mmHgです．家庭血圧を重視し，2〜3か月かけてゆっくり降圧します．ACE阻害薬（アンジオテンシン変換酵素阻害薬）あるいはARB（アンジオテンシンII受容体拮抗薬）が第一選択となります．ただし血清クレアチニン値の上昇や高カリウム血症に注意する（クレアチニン値が前値の30％以上あるいは1mg/dL以上の上昇がみられる場合は減量か中止を検討します）．すでに腎機能が中等度以上に低下した慢性腎臓病では低用量から慎重に開始します．尿蛋白が1g/日以上の場合125/75mmHgが目標であり，尿蛋白0.5g/日未満を目指します．

（3）その他：

糖尿病は慢性腎臓病および心血管疾患の強い危険因子であり，糖尿病性腎症における血糖コントロール目標はHbA1c6.5％未満です．

■ **患者にとって総合診療医はどんな役割をしてくれるのですか？**

　総合診療医は高血圧，糖尿病，肥満などの患者さんを多く診療しているため，早期より腎機能低下に気づき，慢性腎臓病患者に早期に介入できる機会に恵まれています．また，慢性腎臓病の治療においては生活習慣病の是正と禁煙が重要であるため，行動変容アプローチなどを用いてライフスタイルを改善させる役割が期待されているのです．

　専門医に紹介するケースとして，①0.5g/gCre 以上または(2+)以上の蛋白尿，②蛋白尿と血尿がともに陽性（1+ 以上），③ eGFR 50mL/分/1.73m^2 未満が挙げられます．70歳以上では慢性腎臓病は多く存在し，安定した慢性腎臓病患者では紹介基準を eGFR 40 未満としてもよいでしょう．紹介した後も総合診療医と専門医で連携しながら治療を行います．

賢く選ぶ百歳長寿の養生訓

慢性腎臓病の心得3か条

第1条： 慢性腎臓病は腎機能・尿所見の評価法である推算 GFR（糸球体濾過量，eGFR）が用いられるようになり，早期発見ができるようになった．

第2条： 慢性腎臓病は心血管疾患の危険因子でもあり，心血管発症予防のために複数の治療法を組み合わせて受けることが重要．

第3条： 慢性腎臓病治療では降圧目標は 130/80mmHg であり，同時に食事療法，禁煙指導など生活習慣を改善することがカギ．

※本稿は，孫大輔先生著．慢性腎臓病，新・総合診療医学―家庭医療学編，2012，カイ書林刊行をもとに，編集部が作成しました．

眼が赤い！

■ 眼が赤いとはどういうことなのですか？

解剖の絵を **Box 1** に示します．

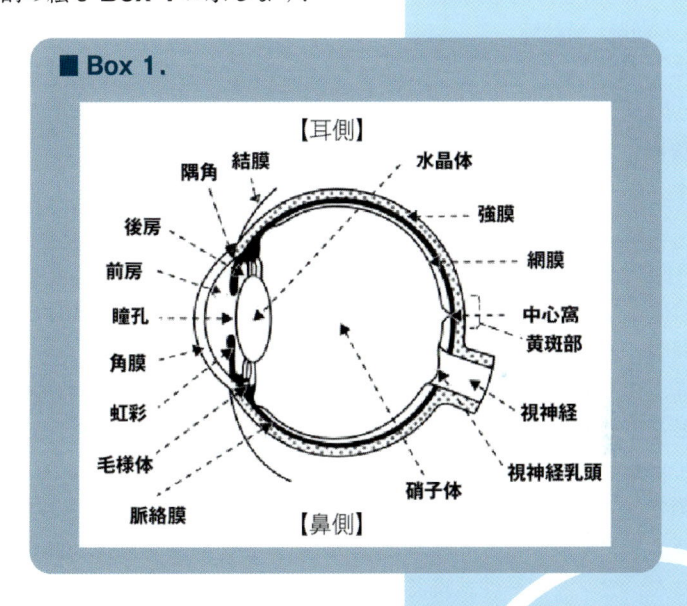

■ Box 1.

【耳側】
結膜　水晶体
隅角　強膜
　　　網膜
後房
前房　中心窩
瞳孔　黄斑部
角膜
虹彩　視神経
毛様体　視神経乳頭
脈絡膜　硝子体
【鼻側】

目およびその周辺が発赤をきたすことは，しばしばみられます．これらをまとめて Red eye（赤い眼）と呼んでいます．

■ ぶどう膜とは何ですか？

　ぶどう膜とは，脈絡膜〈みゃくらくまく〉と毛様体〈もうようたい〉，虹彩〈こうさい〉の三つをまとめて呼ぶ総称です．これらは眼球全体を包み込むように広がっています．特に全身性の疾患を背景とすることが多く，多彩な疾患が隠れている可能性があります．

　解剖学上ほとんどすべての構造物に，充血症状が現れることがあります．したがって目の周囲の構造を理解することが，この訴えを理解するはじめの一歩となります．

- 結膜：細菌性結膜炎，ウィルス性結膜炎，アレルギー性結膜炎，紫外線角結膜炎，ドライアイ，結膜下出血，上強膜炎，強膜炎（上強膜は結膜と強膜の間）
- 角膜炎：角膜潰瘍，睫毛内反，コンタクトレンズによる合併症，異物
- 眼瞼：麦粒腫，霰粒腫
- 緑内障
- ぶどう膜炎

　一般診療において，急性の眼症状のなかで結膜炎が30％を占めると言われています．

■ 赤い眼の患者さんを，総合診療医はどう診療するのですか？

　総合診療医は，患者さんのお話を聞いて，①危険な兆候，②原因と経路，③全身の問題，の3つを考えながら診療します．

1）眼痛，視力低下，羞明（しゅうめい；強い光を受けた際に，不快感や眼の痛みなどを生じること）は重症を示唆する大切なキーワードです．また緑内障を示唆する嘔吐，頭痛腹痛も重要です．

2）薬剤ではスチーブンスジョンソン症候群があります．難治性の結膜炎は淋病かクラミジアが原因としてあがるため，患者さんの性活動歴を聞くことも欠かせません．アレルギー性結膜炎は両側，感染性は片側からはじまることが多いです．

3）関節症状を伴っていないか，消化器症状をともなっていないか？ほかの感染兆候たとえばレプトスピラ症，麻疹などの感染症も原因となる．また，強膜炎は膠原病に多く見られます．

■ どんな順番で患者さんを診るのですか？

　視力，充血の部位，色調，眼脂（めやに），瞳孔，眼球運動を診ます．
　そしてフルオレセイン染色（角膜に傷ができている部分がフルオレセインで染色されると，コバルトブルーの光が当たった時に緑色の光を発します．），眼底検査の順番に診ます．

> 　34歳の女性．目の充血を主訴に来院されました．角膜に問題はなく球結膜はびまん性に発赤，かゆみもありました．アレルギー性結膜炎を疑いザジテン点眼を処方し，帰宅としました．

　この患者さんの場合，視力，痛み，羞明，嘔吐，頭痛，角膜に近づくと吐き気が増強するのかそれとも逆というのがポイントになります．総合診療医のもっとも大切な仕事は眼科への紹介が必要かどうかの判断なのです．

> 　65歳の女性，嘔吐にて来院．比較的突然の発症で視力低下もあり，角膜輪周囲の著明な充血あり，眼圧測定したところ44 mm Hgであり直ちに眼科医に紹介しました．

　突発性の眼痛，羞明，嘔吐，視力低下，瞳孔散大，角膜潰瘍，緑内障，角膜炎を疑うときはなるべく早期に眼科医に相談するのが原則です．眼科的疾患を診たとき，医師として最も大切なことは視力低下を防ぐことです．急性の充血眼で鑑別すべき疾患は，閉塞偶角緑内障，前房出血，眼窩蜂窩織炎，急性角膜炎，角膜潰瘍，強膜炎，虹彩炎，ぶどう膜炎 などがあげられます．

> 24歳男性，主訴は目の充血，痛みなし，視力も良好，頭痛，嘔吐なし．3日前から上体気道炎症状あり流涙あり．（透明）耳前リンパ節の腫脹がありウィルス性結膜炎と判断され，フルオレセイン染色にて角膜に傷がないことを確認し，流涙が強いので眼帯をさせられ，プリビナ点眼薬を処方し帰宅させられました．

　結膜炎を症状だけでウィルス性と細菌性を区別するのは難しいのです．ですから，たとえば，「5日間治療してもよくならなければ，細菌性結膜炎の治療をしましょう」と伝えたほうがよいでしょう．患者さんの中には，抗生剤は要らないのだろうか？などという疑問をもっている人もいます．もうひとつはウィルス性結膜炎であればなおさら，伝染性であることをしっかりと患者さんに伝えなければなりません．ことあるごとに手洗いをしてもらい枕やタオルを最低10日間は共有しないことを強調しなければなりません．それから，感染した目に眼帯をしてはいけません．涙で洗浄するのをむしろ阻害してしまうからです．コンタクトレンズ使用者かどうかというのは重要なポイントです．医師として最も大切なことは，感染を広げないことなのです．

> 56歳の男性，目の不快感を主訴に夕方受診．いつも朝には軽快するということで，ドライアイを疑い，人工涙液を処方し，帰宅とされ，よくならないときは再診をうながされました．

　睡眠時に完全に目が閉じない人は日内変動が逆になるから気をつけましょう．一重まぶたの人にそういうタイプの人が多いです．総合診療医は，目が主訴の人も必ず全身疾患を想定して考え，そしてどの疾患がどんな眼症状を来すかを考えながら診療を行っています．

> 27歳の男性．仕事場の洗面所で，自分の左目が赤いことに気がつき，あわてて受診．特に，激しい運動もしておらず，痛みも視力障害もありません．

結膜下出血だからそれで安心ではありません．全身性の血液疾患が隠れていることもありえます．ほかに出血を示唆する症状がなく，既往歴もないことが確認できたら，問診のみでOKです．それから，抗凝固剤などの投薬の確認も忘れずに行います．出血しているからには原因があるのです．

賢く選ぶ百歳長寿の養生訓

目が赤い時の心得3か条

第1条：急性の眼症状のなかで結膜炎が30%を占める．

第2条：赤い眼には，①危険な兆候，②原因と経路，③全身の問題の3つが隠れている．

第3条：眼は外の環境に直接触れる臓器で，職業や，生活も重要な要因になる．

※本稿は，松下達彦先生著．充血眼，ジェネラリスト診療が上手になる本，カイ書林，2011年をもとに編集部が作成しました．

ふさぎの虫―うつ病を正しく理解する

■ **うつ病というのはよくある病気なのですか？**

　生涯で一度でもうつ病に罹患する人は全人口の15％にも達すると言われます．そしてその多くは精神科ではなく，内科を中心とした家庭医，総合診療医を受診します．軽症うつ病の80％がまずは家庭医，総合診療医を受診し，精神科を受診した人は10％だったというデータもあります．このことからもうつ病がよくある病気であることを理解し，うつ病の患者さんに対して適切な診療を行うことは，家庭医，総合診療医にとって必須なのです．

■ **家庭医，総合診療医がうつ病に気付くポイントや診断の手順を教えてください．**

　うつ病は気分・感情の病であり，医学用語では「気分障害」と呼ばれます．米国精神医学会の診断基準（DSM－Ⅳ）では，気分障害を，①大うつ病性障害，②双極性障害，③気分変調性障害，④気分循環性障害，⑤その他，特定不能の気分障害に分類しています．この内，家庭医，総合診療医が診療できるのは大うつ病性障害であり，その他のものについては精神科紹介が妥当と言われています．大うつ病性障害が最も頻度が高く，いわゆる典型的なうつ病であるため，大うつ病障害へのアプローチは極めて重要です．

■ 先生はどのようにしてうつ病を見つけているのですか？

大うつ病障害とは **Box 1** にあるようなエピソード（症状）に該当し，かつ **Box 2** の躁病の症状がこれまでに一度もない場合に診断されます．また，大うつ病エピソードのうち，①②の感度（病気である可能性）は高く，①②に該当しない場合は大うつ病障害の可能性は極めて低いと考えられ，発見に有用です．

■ Box 1．DSM-Ⅳによる大うつ病エピソード（症状）

A　以下の症状のうち5つ以上（①または②は必須）がほとんど毎日2週間以上持続する
　①1日中ゆううつ（悲しい，空虚，泣くなど）
　②1日中何に対しても興味，喜びを感じない
　③食欲が低下し，ひどく体重が減る（または食欲が増加し，ひどく体重増加）
　④不眠または眠りすぎる
　⑤周りから見ても，イラつきがひどいか，ひどく動きが鈍い
　⑥疲れやすく，無気力
　⑦自分は無価値，罪深いとの意識
　⑧考えが進まないし，集中できない，決断できない
　⑨自殺を繰り返し考える
B　Aの症状のため著しく苦しんでおり，生活機能の障害が生じる
C　薬物や身体疾患の直接的な結果ではなく，死別反応ではない

■ Box 2．DSM-Ⅳによる躁病エピソード（症状）

A　気分が異常かつ持続的に高揚し，いつもと違って怒りっぽく，開放的な状態が1週間以上続く
B　その期間中に以下のうち3つ以上がはっきり持続する
　①自尊心が肥大，または誇大
　②眠らなくても平気
　③普段より多弁，喋り続けようとする
　④考えがどんどん発展し，まとまりに欠ける
　⑤注意散漫（重要でない事柄に関心がころころ移るなど）
　⑥職場，学校，社会での活動過多，または焦燥感
　⑦悪い結果を生むような快楽的活動，たとえば浪費，性的無分別，馬鹿げた投資などに熱中する
C　A,Bの症状のために社会活動，人間関係，職業的機能に深刻な支障を起こすほどであるか，自己，他者を傷つけるのを防ぐための入院が必要なレベルであるか，または精神病性の特徴が存在する
D　薬物や身体疾患の直接的な結果ではなく，死別反応ではない

■ 家庭医，総合診療医の先生は，患者がうつ病であるといつ考えるのですか？

「仮面うつ病」という用語もあることからもわかるように，うつ病患者さんは必ずしも気分の変調を主訴に来院するとは限りません．医師は問診票に**Box1**の①②の質問を入れ，すべての外来患者に対しスクリーニング（ふるい分け）を行っています．①②に該当するのであれば，詳細な問診によりうつ病の診断を行うことが重要です．何となく体調が悪いという自覚症状を訴えますが，検査をしても原因となる病気が見つからない患者さんに，漫然と抗うつ薬を出すことは避けたいものです．うつ病は，診断から除外していく病気ではなく，診断の中に挙げていく病気なのです．

■ うつ病の治療はどうするのでしょう．

うつ病の治療の基本は精神療法と薬物療法です．精神療法の基本としては，①患者の苦しみを理解する，②必ず治る病気であるという希望的に説明する，③休養を勧める，④薬物の必要性と副作用を説明，⑤自殺を禁じる，⑥自責的になる態度の棚上げと重要な決断の保留などが挙げられます．

初期治療でやってはいけないのは，「もっと頑張らないと」や「しっかりしなさい」などと励ますことです．頑張らないといけないのを誰よりも知っているのが患者さん自身であり，それができなくて苦しんでいるのですから．また，患者さんの性格を分析して，「こういうところがよくない」などというのも禁句です．性格は指摘されて治るものではなく，患者さんを追い詰めるだけです．また，ご家族など周囲へは「決して怠けているのではない」ことを伝え，励まさないで休養を取らせるよう伝えます．ご家族も慌ててしまうことが多いのですが，ゆったり落ち着いていることが本人の早期の回復につながることを説明するのも重要です．

大うつ病性障害の薬物療法の第1選択薬はSSRI（選択的セロトニン再取り込み阻害薬）またはSNRI（選択的セロトニン・ノルアドレナリン再取り込み阻害薬）です．単剤で少量から開始し，嘔気や頭痛などの副作用に注意しながらゆっくり増やします．焦燥感が強い時や不安障害を合併している時は抗不安薬を，不眠時には睡眠薬を併用します．これらの薬剤が無効な場合は薬剤の変更を行いますが，ここで精神科への紹介を考えるのも必要となります．

とはいえ，精神科受診に対し抵抗感のある患者さんも少なくありません．「あなたは精神科」といった説明ではなく，別の視点で診てもらうことの重要性や患者さんが考えるほど精神科外来の敷居は高くないことを丁寧に伝えることが重要です．

賢く選ぶ百歳長寿の養生訓

うつ病で受診するときの心得3か条

第1条：うつ病はよくある病気で，患者さんの多くは家庭医，総合診療医を受診しています．

第2条：うつ病診療は心理・社会的背景を重視する家庭医療の中で，まさに力を発揮する分野といえます．

第3条：精神科医の協力のもと，今後家庭医，総合診療医がうつ病診療を行うことで，診療全体の質向上につながります．

※本稿は，大橋博樹先生著．うつ病．藤沼康樹編「提言―日本の高齢者医療．臨床高齢者医学よ興れ」（尾島医学教育研究所，2012）をもとに編集部が作成しました．

看取りという文化

■ 癌末期の患者さんが，自宅に帰って最期を迎えたいと言っています．家族の皆さんは，絶対に在宅看取りは無理だと言って，反対しています．患者は，帰りたい，家族は，反対で家に受け入れたくないで困ってしまいます．こういうときどうしたらよいのでしょうか？

　日本人は，中世の時代から，極楽往生，畳の上で家族に囲まれて安らかに死に，次は極楽に行けることを願い続けてきました．「往生要集(985年源信)」以来，いかによく往生するか，その方法と実例が連綿と往生集として出版されてきました．人の最期の時間を家族や地域社会が共有し，更に地域に独特な葬送儀礼を形作ってきたのです．今でも，盆，正月，葬式は，地域の文化が色濃く残り，町や他の地域に出て行った子孫も，このときばかりは，実家や地域にもどり，古来伝わる文化行事に参加しますね．葬送は，形式に則って済ませればよいので，参加者は，何のこころの苦悩も感じないで済みます．しかし，患者が亡くなる経過をケアする看取りは，形式化することはできません．生きて話もする生身の人間が病に侵され息を引き取るまでの経過は，傍らにいる家族にとっても，身を切られるような「家族を失う痛み」を感じざるを得ません．形式的にできる問題ではなく，死にゆく家族を「看取る」ということは，最大限の苦痛を，家族に与えないわけにはいきません．

■ どうして，人は看取られなければならないのでしょうか？

　一人で死んでいくことは，寂しい．死に近い患者は，多くは一人でいることが寂しい，誰か，傍らにいてほしいと言われ，家族の添い寝を希望します．死にゆく者の孤独は，単なることばではありません．実際，一人で死んでいくことは，あってはならない死のことが多いのです．事故死，戦死，行き倒れ死，孤独死．いかに，世界と歴史には一人で死んでいく寂しい死の多いことでしょうか．せめて，病気で最期を迎える場合には，できれば家族や友人，知人に最期を看取ってもらいたいと願うのは，人として当たり前のことであり，最期を看取るのは，傍らにいる人の存在証明でしょう．

　一方で，亡くなっていく人を看取る者に及ぼす影響は，並大抵ではありません．家族が家族を看取る場合には，家族を失う痛みを受けることとなります．多くの家族は，家族を失う痛みに耐えかねて，何事か救命，延命しようとできることを試みます．家族を看取るとは，激しい家族のこころの痛みを伴うことなのです．

　病者を抱えた家族，家族を看取る家族には，毎日続く介護や夜間に起こされる介護による身体的苦痛，予期悲嘆やうつ，不安などの精神的苦痛，家族を失うスピリチュアルペイン，介護で仕事に出られない社会的苦痛などが，みられます．患者の病状が進んで意識がなくなると，患者よりも，家族の全人的痛みの方が，大きな問題となってくるのです．

　看取りの経過を通じて，家族は，患者が生きて活躍していた時代のことを想い起こし，最期を迎えようとしている現在との，来し方行く末に思いを馳せます．それは，日々の日常茶飯事や仕事にかまけて考えることを避けてきた，生きることと，死ぬことに，真摯に向き合うことに他なりません．患者の人生を振り返ることによって，人生とは，生きるとは，死ぬとは何かという，重い課題に直面せざるを得ないのです．ここに，人が看取ることの意義があるのだと思います．すたれてしまった日本の文化のなかで，親の死に目に会うということが，今なお，子の務めとされているのは，そのような理由が背後にあるのではないでしょうか．

■ **病院死が増えているのですが…**

　亡くなりつつある患者であっても，病院では，医療は，治療と延命の方向に動き，介護も看護も，業務として行われ，患者の苦痛の緩和は，なされるはずなので，家族は，傍らに，付き添っていればよいでしょう．仕事で多忙で，付き添っていることはできない場合には，最期に亡くなる時に立ち会えばよい，医師も家族が辿りつくまで，待っていてくれることも多いでしょう．看取りの時間のプロセスに，家族が付き添うチャンスが無くなるほど，生と死の狭間に向きあうことが，抜け落ちていく．

　在宅で患者を家族が看取ることは，生きている時から最期を迎えるまでを，看取る，看続けることを意味し，葬送につなげる文化だと思います．在宅看取りを行う家族が増えないのは，生と死に向かい合うことが辛いからなのです．そこで医療者は看取る家族を孤立させない，いつでも不安に対処する，介護力を十分に支援するなどのケアが，どれほど重要であるかを理解する必要があるのです．在宅看取りにおける家族の心情は，皆さんよくご存知の斎藤茂吉の歌った「死にたもう母」に尽くされています．

がん患者の痛みとは，全人的な痛み

身体的苦痛
痛み,内臓痛,体性痛,神経因性疼痛
他の身体症状　呼吸困難,満腹感,
嘔気…　日常生活動作の支障…

精神的苦痛
不安・いらだち・焦燥感・孤独感・絶望感・恐れ・怒り・抑うつ

社会的苦痛
仕事の問題・経済負担・失業・社会的地位の喪失・人間関係・がん患者の孤立・家庭の問題

家族・家庭に関する苦痛
家に帰りたいが帰れない・家族に迷惑をかける・残された家族が心配だ・ご先祖様に申し訳ない・ホームシック

スピリチュアルな苦痛
実存的苦痛
自己の消滅の危機・絶望・人生の意味への問い・生きる価値の問い・苦しみの意味・罪の意識・死の恐怖・最後に自分を支えるものは何か？実存・家族・宗教・ご先祖様？

がん患者
全人的苦痛
Total pain

患者（人間）とは，多様な側面を持つ多面的存在

賢く選ぶ百歳長寿の養生訓

在宅看取りとは，家族が生と死に向き合う文化である．

「死にたもう母」 斎藤茂吉 （歌集：赤光より）

死に近き母に添寝のしんしんと遠田のかはづ天に聞こゆる
死に近き母が額を撫でつつ涙ながれて居たりけるかな
我が母よ死にたまひゆく我が母よ我を産まし乳足らいひし母よ
のど赤き玄鳥ふたつ屋梁にゐて足乳根の母は死にたまふなり
星のゐる夜ぞらのもとに赤赤とははそはの母は燃えゆきにけり

※本稿は，宮森正先生著「たのしい緩和ケア・面白すぎる在宅ケア」（カイ書林より2014年4月刊行）より著者の許可を得て編集部が作成しました．

がん患者の家族にも全人的な痛み

精神的苦痛
不安
焦燥感，
怒り，うつ
パニック障害

家族の身体的苦痛
通院への付き添い疲労
在宅介護の負担，疲労
不眠，夜間の介護
腰痛，肩こり…

スピリチュアルな痛み
家族を失う痛み
なぜ自分たちが苦しむのか
なぜ自分が介護の苦労を
しなければならないのか

社会的苦痛
医療費,生活費
の心配
収入減
介護のために
仕事に出れない

腰が痛い

■「腰が痛い」という人は日本でどのくらいいるのですか？

「腰が痛い」という訴えは，厚生労働省の統計によると日本においては男性では第1位，女性においては第2位という結果で，米国においても2番目に多い訴えで成人の84％が経験すると言われています．腰痛に関する病態は数多く，多くは特別な治療を要さずに改善します．実際，腰痛患者は，1週間以内に60％，6週間以内に90％，そして12週以内に95％の患者が軽快すると言われています．しかし，腰痛は再発をきたすことがよくあり，25〜40％において6か月以内に再び腰痛をきたすと言われており，慢性化したり，痛みが強い場合にはQOL（生活の質）の低下がみられます．また，まれではありますが急性腰痛が感染症や悪性腫瘍，全身性疾患のような重篤な疾患の前兆のこともあります．

腰痛をきたす危険因子としても，年齢，全体的な健康度合い，職業，ライフスタイル，心理社会的問題，文化的因子などが関わっています．そのため，総合診療医は単に腰痛をみるだけではなく，総合的な関わりの中で包括的に患者を理解する必要があるのです．

■ 総合診療の先生は腰痛患者をどのように診療するのですか？

「腰が痛い」患者の多くは，原因がはっきりしません．腰痛の原因としては，一般的に機械性腰痛，非機械性の脊椎疾患，非脊椎性・血管性疾患の3つに分類されます（**Box 1**）．機械性の腰痛症は，解剖学的・機能的異常であり，動作により痛みの増悪がみられる．非機械性の脊髄疾患や血管性疾患では，安静時または動作時の双方において痛みがみられます．

多くの腰痛症において正確な原因を突き止めることは困難ですが，内臓疾患による症状ではないか？ 神経症状はないか？ 慢性腰痛や動けないほどの腰痛の原因として心理社会的なものはないか？ という3つの評価が病歴では重要です．

■ Box 1．腰痛症は3つに分けられる（鑑別診断）
腰痛症の鑑別診断

機械性の腰痛／下肢痛 (97%)	非機械性の脊椎疾患 (1%)	非脊椎性・血管性疾患 (2%)
腰椎圧迫，腰椎捻挫 (70%)	悪性疾患 (0.7%)　　炎症性関節炎：HLA-B27関連 (0.3%)	骨盤内疾患
年齢による椎間板や関節面の変形 (10%)	・多発性骨髄腫　　・強直性脊椎炎	・前立腺炎
椎間板ヘルニア (4%)	・癌の骨転移　　・乾癬性脊椎炎	・子宮内膜症
脊柱管狭窄 (3%)	・白血病　　・ライター症候群	・慢性骨盤内炎症症性疾患
骨粗鬆症による圧迫骨折 (4%)	・脊髄腫瘍　　・炎症性腸疾患	
脊椎すべり症 (2%)	・後腹膜腫瘍	腎臓疾患
外傷性骨折 (＜1%)	・原発性脊椎腫瘍　骨軟化症	・腎・尿結石症
先天性疾患 (＜1%)	パジェット病	・腎盂腎炎
・重症脊椎後弯症		・腎盂膿瘍
・重症脊椎側弯症	感染 (0.01%)	
・移行椎	・骨髄炎	大動脈瘤
脊椎分離症	・敗血症性椎間板炎	
椎間板分離など	・腸腰筋膿瘍	胃腸疾患
	・硬膜外膿瘍	・膵炎

※ Wheeler,S.G.et al. Approach to the diagnosis and evaluation of low back pain in adults. Up To Date.19.1. より著者作成．

■ どのようなときに専門医に紹介するのでしょうか？

　圧迫骨折，化膿性骨髄炎，脊髄腫瘍，強直性脊椎炎，馬尾症候群などが疑われる場合には専門外来に紹介します．特に，がんの既往歴，50歳以上，原因不明の体重減少，1カ月以上続く痛み，夜間疼痛，治療抵抗性の疼痛などの病歴は，非機械性あるいは，内臓疾患を疑わせるので注意が必要です（**Box 2**）．

　基本症状からはずれる部分は，診断検査や画像検査で見つかることは比較的少なく，病歴と身体診察による手掛かりにより見つけられることが多いのです．また，「腰が痛い」患者においては，疼痛コントロールも必要ですが，同時にその背景に隠れている心理社会的問題によって生じている可能性がありますから，総合診療医は家族や多職種を巻き込んだチーム医療によるマネージメントも重要とされています．

■ Box 2．腰痛症の危険信号（Red Flags）
腰痛症の Red Flags を疑わせるような病歴

	臨床所見
全身状態	4～6週間の保存療法でも改善しない 夜間疼痛や安静時痛 筋力低下や感覚障害の進行
癌	50歳以上 癌あるいは癌を強く疑わせるような病歴 原因不明の体重減少
感染	静脈麻薬の使用 最近の尿路感染症、皮膚感染症、褥瘡性潰瘍 免疫抑制状態 発熱、悪寒
骨折	50歳以上 骨粗鬆症の既往 慢性のステロイド使用 薬物乱用 強い外傷

※ Slaone, P. D, et al. Essentials of family medicine. 6th ed, Lippincott Williams & Wilkins, 2012, p. 437-445. より著者作成．

第2章　げんだい養生訓

賢く選ぶ百歳長寿の養生訓

第一条：「腰が痛い」という訴えで最も一般的にみられる原因は，筋骨格系の機械的疲労である．一時的には非常に悪化することがあっても，筋肉の酷使については保存的治療が可能であり，通常長期間の合併症が現れることは少ない．

第二条：このような基本症状からはずれる部分は，診断検査や画像検査で見つかることは比較的少なく，病歴と身体診察による手掛かりにより見つけられることが多い．

第三条：「腰が痛い」患者においては，疼痛コントロールも必要であるが，同時にその背景に隠れている心理社会的問題によって生じている可能性がある．そのため，総合診療医は家族や多職種を巻き込んだチーム医療によるマネージメントも重要である．

※本稿は，松田諭先生著：腰が痛い，藤沼康樹編「新・総合診療医学―家庭医療学編」，カイ書林，2012）より著者の許可を得て編集部が作成しました．

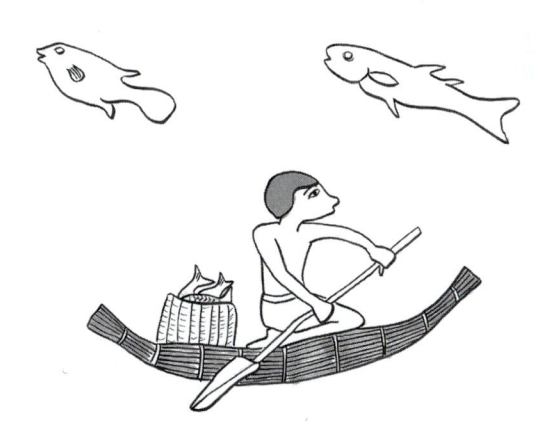

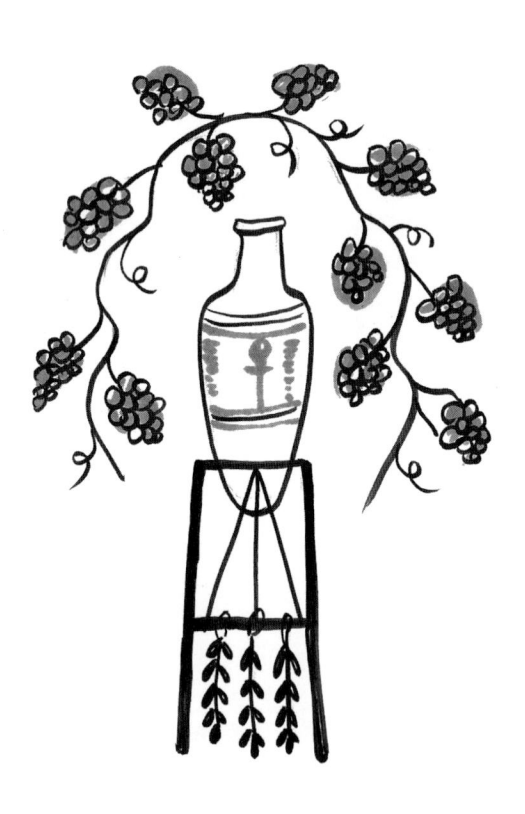

第3章

患者のための医療学

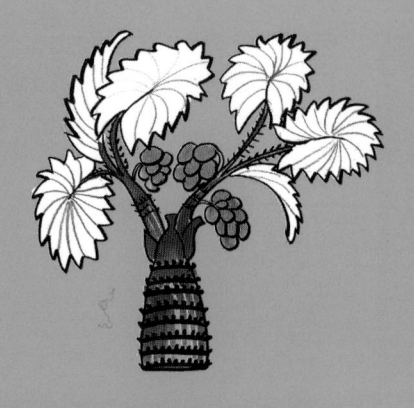

新型インフルエンザ—治療のメリット，デメリット

　昨年の秋から冬にかけて，新型インフルエンザが大流行しました．新型インフルエンザの治療薬には，抗インフルエンザウイルス薬（「タミフル®」と「リレンザ®」）があります．世間でずいぶん騒がれたので，心配して病院医院にこれらの薬をもらいに駆けつけた方も多かったことでしょう．ですが，新型インフルエンザであればどんなに軽くても抗インフルエンザ薬で治療すべきなのでしょうか．ここで少し考えてみましょう．どんな治療薬にも，効果などいいこと（メリット）と副作用など悪いこと（デメリット）があります．また，飲んだからといって全員に効くとはかぎらないし，副作用も全員に出るわけでもありません．メリットとデメリットとその可能性を考え合わせて治療するかどうかを考えることが大事です．でも考える材料がないと決めることができませんね．　現在までに新型インフルエンザと抗インフルエンザウイルス薬についてわかっていることは，

1：ほとんどの新型インフルエンザは軽症で特別な治療をしなくても治る．
2：発病48時間以内に抗インフルエンザ薬を使えば早く治る可能性はある．
3：重症化（脳症，肺炎など）を予防できるかどうかははっきりしていない．
4：乳幼児，高齢者，妊娠中，喘息，透析中等の持病のある人は，重症化しやすい可能性がある．
5：まれではあるが異常行動の副作用が起こる可能性がある．

　これらの材料をもとにして，薬を使うかどうか決めるのはあなたなのです．医師だけが決めることではありません．ましてやマスコミが薬を飲んだほうがよいといっているから従うのではないはずです．医師に治療のメリットとデメリットの説明を求めましょう．よい医師であれば説明して話し合い一緒に決める手助けをしてくれるはずです．

「地域包括ケア」を提供する「総合診療専門医」

　2013年は今後につながる医療の方向性が打ち出された重要な年となりました．

　まず一つは「地域包括ケア」です．これは，病院とクリニックの役割分担，あるいは体が弱った際に利用する介護サービスと医療のつながりなどが不十分なことを反省して，小中学校区ぐらいの単位で医療と介護，そして行政が連携して住み慣れた場で暮らせるよう支援する仕組みです．外来診療と在宅医療を共に手がけ，地域を診る視点を備えた家庭医・総合診療医はまさに「地域包括ケア」提供の中心メンバーです．

　もう一つは「総合診療医」制度です．幅広い病気に対応し，地域に根ざした医療を提供する医師については，医療界ではその存在は十分評価されておりませんでした．この度，国ではこうした医師を「総合診療専門医」として正式に認め，全国的にその養成を推進していくことが決まりました．

　こうした追い風を受けて，日本の医療の中で総合診療医の活躍が求められる場面はますます増えていくことでしょう．

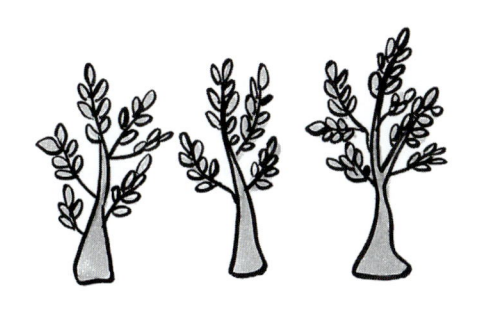

お年寄りの体調の変化をどうみるか？
―ひとつの病気で説明できないことが多い

　みなさんが，もし頭やお腹が痛くなって医者にかかった場合，問診や診察，検査によって，たとえば片頭痛，胃腸炎など，「診断名」が付き，治療が行われます．現代では，体調の変化はひとつの病気で説明できると考えられがちです．ところが，お年寄りでは，事情は単純ではありません．

　ある日，84歳の田中ゆきさん(仮名)がお嫁さんに連れられて私たちの診療所にやってきました．お嫁さんによると，「最近夜中トイレが間に合わなくなったようだ．そのことも覚えていないので，認知症になったのではないか？精密検査をしてほしい」とのことでした．私たちが，お二人から様々な情報を聞き，慎重に診察をしたところ，以下のことがわかりました．

　田中さんはもともと糖尿病と高血圧である病院の内科にかかっており，また近くの整形外科医院で膝の治療をうけ，また眼科医院で白内障の手術をすすめられていたとのことでした．そして最近内科で利尿剤が追加されていたのでした．田中さんの自室からトイレまでの廊下が暗いこともわかりました．

　整理するとこういうことです．田中さんはこのところ膝が悪くて，トイレにいくのに時間がかかるようになっており，特に夜は白内障で足元が不安になっていた．さらに利尿剤によって尿量が増えて，ついに間に合わなくなってしまったということでした．以前にもらった睡眠導入剤もこっそりのんでいたようです．その薬の影響でとくにふらふらしていたのでした．いつくか問題が累積して，今回の事態が生じたのです．ちなみに田中さんに認知症はありませんでした．

　お年寄りに何か健康問題が生じた場合，ひとつの病気をみつけることが解決につながることは，約50％といわれています．多くの問題が複雑にからみ合って問題が生じていることが多いのです．お年寄りに気になることがあったら，まず様々な視点から患者さんを診ることができる，総合医，家庭医にまず相談してみるということを考えてもいいのではないでしょうか．

睡眠剤をやめるとき

　今回の特集では不眠を扱い，なるべく薬剤治療に頼らずに対処ことの大切さをお伝えしました．しかし，すでに睡眠剤をのんでいる場合はどうしたらよいのでしょうか？

　ご存じのように睡眠剤はベンゾジアゼピン系という薬物で依存性をもっており，内服しないと不眠が逆に悪化するという性質を持っています．それゆえ，最初の頃の不眠の原因がもうなくなっているにもかかわらずやめられない場合も少なくありません．

　ただ，のみ初めの頃は若かった方も高齢になると足腰が衰え，夜に目が覚めた際に睡眠剤の副作用で足がふらつき転ぶことも珍しくなく，そのまま骨折でもしようものなら寝たきりになりかねません．できれば，やめるに越したことはないわけです．

　やめる際には，睡眠剤を短時間タイプから長時間タイプに変更しながら，徐々に量を減らしていく方法などがとられ，かなりの時間と努力を要します．ただ，不眠の原因が取り除けていない場合などはそれでもやめられないことはあります．まずは薬を処方してもらっている総合医・家庭医に相談してみてはいかがでしょうか？

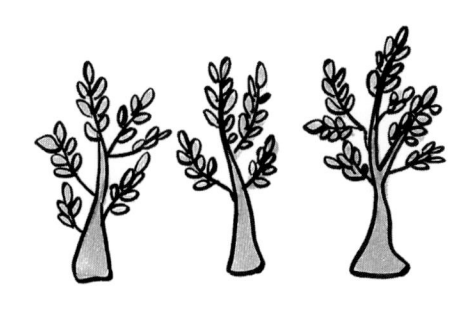

片頭痛の治療は進んできている

　片頭痛の頭痛発作中に，顔に風があたる痛い，髪の毛がぴりぴりする，眼鏡やイヤリングが不快，櫛が痛くて使えない，痛い側が枕にあたると痛いと訴える患者さんがいます．また，更にひどくなると手足のしびれ・ピリピリ感あるいは体に布団や毛布が触れるだけで痛いということも起こります．この現象は，通常は痛みを起さない程度あるいは性質の刺激による疼痛であり，アロデニア（単に痛覚の過敏ではなく，触覚など，「痛覚とは違う感覚」で痛みが起こるということで異痛症と呼ばれることがあります）と呼ばれています．痛みの部分が限局して，頭痛の側だけのような，局所のアロデニアもありますが，この特別な感覚が脳に送られると（視床という部分が痛みの中継基地ですが），他の場所も拡がることもあります（中枢性の感作と呼ばれます）．

　最初は痛い方の頭だけだったのが，四肢や躯幹にも痛みを感じるようになるというわけです．片頭痛がひどくなると体中が痛くなる理由がこれです．患者さんは，頭の痛みがあまりにひどいと，手足の痛みまで訴えないことが多いので頻度が低く見積もられているようで，専門医の論文には3分の2の患者さんにあったとの記載もあります．

　片頭痛の治療は進んできており，いろいろな薬も出てきています．やはり，我慢より，痛みの強くなる前に，早めに手を打つことが大切です．

甲状腺とむくみ

　甲状腺（こうじょうせん）は首の前方で気管の前に位置する臓器です．甲状腺では甲状腺ホルモンをつくっています．甲状腺ホルモンは全身のさまざまな臓器に作用してエネルギー代謝を活発にする作用を持っています．

　甲状腺ホルモンが過剰に分泌されると，全身のエネルギー代謝が病的に活発化します．甲状腺機能亢進症（きのうこうしんしょう）と呼ばれます．原因としては，亜急性（あきゅうせい）甲状腺炎やバセドウ病などがあります．亜急性甲状腺炎は原因不明の炎症でおこり，甲状腺の細胞が破壊されることにより，甲状腺ホルモンが血液中に大量に放出されますが，数週間でおさまることが多いです．バセドウ病では，甲状腺を刺激する抗体が病的につくられた結果，甲状腺が刺激されて，甲状腺ホルモンが血液中に大量に放出されます．動悸，ふるえ，やせ，げり，暑がり，などの症状がみられます．

　逆に，甲状腺ホルモンの分泌がすくなくなる場合を，甲状腺機能低下症（きのうていかしょう）と呼ばれます．原因としては，原因不明の炎症が慢性的におこる「橋本病」などがあります．だるい，無気力，便秘，寒がり（冷え性），物忘れ，暇さえあれば寝る，肌がカサカサする，低い声，などの症状がみられます．甲状腺機能低下症では粘液水腫（ねんえきすいしゅ）とよばれる「むくみ」が全身にでてくることがあります．指で押してもくぼみができないタイプのむくみが典型的です．甲状腺機能亢進症でも，粘液水腫をみることがありますが，この場合には，下腿の全面に限局してできることが多いのです．

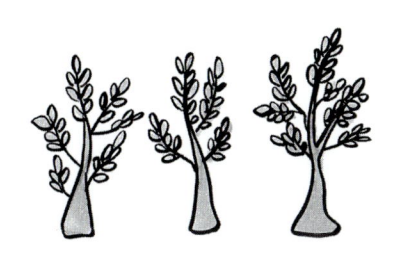

ワーファリンと食事

　心房細動，人工弁手術後，深部静脈血栓症などでは，心臓や血管に血の塊（血栓）ができやすい状態になり，できた血栓の一部がはがれて流れいろいろな臓器に詰まる塞栓症という病気を引き起こします．

　ワーファリンは，血液をかたまりにくくして，この血栓ができないように予防する薬です．血液をかたまりにくくするので効き過ぎると出血します．そのため，血液の固まりぐあいを調べる検査を行って，個人にあわせて服用する量を決めて行きます．

　ワーファリンの効き目は，食物の影響を受けます．納豆が有名ですが，クロレラ，青汁もワーファリンを効きにくくします．

　逆に，アルコールはワーファリンの効き目を強めて出血しやすくします．そのため，毎日大量に飲まない，飲んでから6～7時間以上の間隔をあけてワーファリンを服用するなどの注意が必要です．

　また，医薬品にもワーファリンの効き目を強くしたり弱めたりするものがあります．心配がある場合には，必ず，一緒に服用してよい処方を受けている医師やかかりつけ医に相談しましょう．

身近なかゆみの原因

　かゆみの原因は皮膚の乾燥や化学物質などによる刺激によるものが多いのです．病院を受診するほどひどくならない程度でも，かきむしっているうちにその掻く刺激が皮膚に炎症を起こしてしまい余計にかゆみを強くしてしまう場合があります．かゆみを防いだり，軽いうちに対処することがとても大切になります．

　世の中にはたくさんの化学物質が存在しますので，どの物質が原因となっているかを探し当てるのは非常に困難な場合が多いのです．ですから普段から可能なかぎり添加物の少ない製品を使用することがかゆみを防ぐことにつながります．低アレルギー製品は洗剤であれスキンケア製品であれ染料や香料，保存料などの添加物を少なくしています．ですので直接皮膚に触れるものには添加物の少ない製品を使うことが良いでしょう．そのなかでも特に使い勝手が良く，万能でアレルギー反応をほとんどおこさない優れたスキンケア製品としてワセリンが挙げられます．お風呂上りなど皮膚に十分水分が行き渡った状態で薄く表面をコーティングすることで優れた保湿効果を示し，かゆみを未然に防いでくれます．ぜひご家庭に常備してみてください．

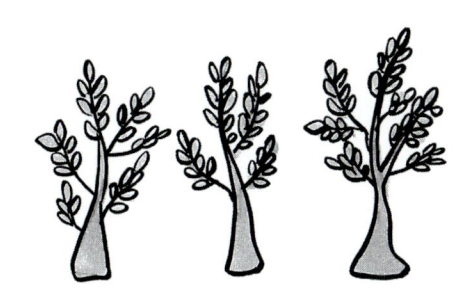

癌と妊娠の合併，妊娠中の薬剤使用

　高齢の出産や癌発生の上昇もあり，まれだった癌と妊娠の合併も，今後増えて来るのではないかと思います．英国医学雑誌のランセット（Lancet）の２月11日号に３分野の悪性腫瘍（乳癌，婦人科癌，血液腫瘍）治療と妊娠の特集が掲載され，乳癌や婦人科癌は妊娠のために治療を遅らせることはないと述べられており，診断をきちんとつけることが重要ですが，妊娠のどの時期でも治療可能な腫瘍もあるようです．また，Lancet　Oncology（ランセットの腫瘍を扱う兄弟雑誌）３月13日号には，分娩を挟む時期に，母体が抗癌化学治療を受けた場合の胎児について，その後の発育状況の報告も出ました．心配された脳の発達や心筋障害は，未熟児で生まれればそれなりの影響は起こるのですが，そうでなければはっきりとした遅れは見られない結果で，妊娠しているからといって化学療法を遅らせるべきでないとの意見が強くなりそうです．これは70名の妊婦と胎児をずっと経過観察している研究で，分娩後平均２年フォローしており今後も進行されるようです．妊娠・授乳中の薬剤の安全性は不確かなところもありますが，胎児を重視するあまり，母体を犠牲にするようなことあってはなりません．SSRIという抗うつ剤と胎児のリスクについて英国のBMJ 2012年１月12日号によると，リスクはそれほど高くなく，コントロール困難な抑うつ状態にある多くの女性にとって，治療を行わない決定のほうが，母親と児の幸福にとってよりリスクが大きくなる場合もありえるようです．よく考えた上で，薬を飲みながらの妊娠も増えてきています．個々の薬の安全性などは妊娠と薬情報センターなどに相談することもできます．（http://www.ncchd.go.jp/kusuri/）

体重が増える病気

　今回の特集では体重が減る時に考える養生訓を扱いました．それでは，体重が増える時はどうなのでしょうか？

　もちろん，まずは「肥満」を考えるべきでしょう．欧米よりは少ないとはいえ，日本でも肥満の方は確実に増加しており，高血圧や糖尿病などの危険因子となっていることは皆さんご存じと思います．マスコミでダイエットの字を見ない日は珍しいほど，国民的な関心事です．

　しかし，病気の影響で体重が増えることも時にあります．心不全や腎不全，更には今回も登場した甲状腺の働きが低下した甲状腺機能低下症などでは浮腫，すなわち水分が過剰に体内に蓄積されることとなり，体重は増加します．また，クッシング病という内分泌異常の病気に加えて，ステロイド剤というリウマチや喘息でも使うことのある薬を多めに内服した際にも，グルココルチコイドというホルモンが過剰に体に作用し，中心性肥満というタイプの肥満に至ります．

　思いあたりのない体重増加の際は是非主治医に相談してみてください．

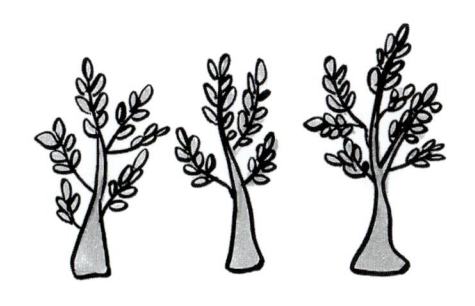

エビデンスを知る

　前述の研究では，ワクチン，偽薬どちらのグループに割り当てられるか，研究者にも患者さんにもわからないようにくじ引きで決めるようなやり方（ランダム化比較試験）で研究を行っています．どうしてこうした手間のかかる方法で研究するのでしょうか．

　実は，ワクチンはうてば全員肺炎にかからず，うたなければ全員肺炎にかかるというものではありません．ワクチンをうったのに肺炎にかかる人もいれば，逆にうたなかったのに肺炎にならない人もいます．

　現代の医学的治療や予防法のほとんどは，効果が微妙で一目瞭然にわかるものではありません．そこに思い込みや先入観が入りこんで効果の判断を誤る可能性が出てきます．

　たとえば，ワクチンの効果を示したいと内心で考えている研究者は，より元気そうな人をワクチングループに割り当てるかも知れません．結果として本当はワクチンが効かなくても効くと判定してしまうことがあります．

　ランダム化比較試験のような研究方法は，手間はかかりますが，このような誤りを少なくすることができます．できるだけ科学的な方法で研究された結果を「根拠（エビデンス）」といい，「効果のある」治療予防法を示す指標として使われています．

　医療者はエビデンスを基づいて患者さんを治療していますが，これからは患者さん自身がエビデンスを知ることも大切です．

抗生剤を服用するときにプロバイオティクス（Probiotics）を

　細菌感染症にはよく抗生剤が用いられますが，退治したい病原菌の他に体にとって役立つ常在菌も一緒に攻撃することになります．この結果，抗生剤の使用により，普段は悪さをしないクロストリジウム・ディフィシルというような細菌が下痢を来たし，危険な状態になることも起こります．以前から抗生剤投与にあたり Probiotics を一緒に服用して腸内細菌の状態を守ることが行われていました．Probiotics とは乳酸菌など人体に良い影響を与える微生物やそれらを含む製品や食品のことです．

　2012 年 11 月に米国内科学会（ACP）雑誌，2012 年 5 月に米国医師会（AMA）雑誌という一流雑誌に「Probiotics は下痢を従来の半分あるいは 3 分の 1 に減らし，副作用はあまりない」とメタアナリシスという多くの原著論文を総括した報告が独立して 2 つ出ました．抗生剤は必要最低限にすべきですが，抗生剤による下痢をきたす可能性があればビオフェルミン® やラックビー® などの Probiotics や乳酸菌などを含む食品を摂取することを主治医とともにご検討下さい．

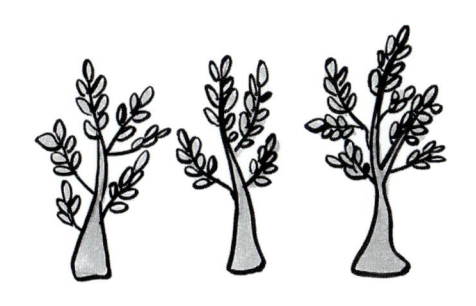

健やかな妊娠のためにできること

　この冬は関東を中心に風疹が流行し，妊婦さんが風疹にかかった場合には赤ちゃんに先天性風疹症候群という合併症が起こることが心配されます．妊婦さんは自分だけでなく，赤ちゃんの身体も守るという大切な仕事がありますので，健やかな妊娠のためにできることをぜひ知っていただき，妊娠を考えている女性には広く実行していただきたいと思います．

1. 感染症予防について： 妊婦さんは免疫力の影響もあってインフルエンザにかかった場合に死亡率が高くなることがわかっています．インフルエンザシーズンに妊娠を迎える可能性がある方は必ず接種して欲しいと思います．その他にも上述の風疹，猫からうつるトキソプラズマ，B型肝炎など適切な予防接種や感染対策で防げるのです．また性行為感染症の可能性のある方は妊娠前に必ず検査を受けましょう．

2. 薬や化学物質など： 妊娠初期に内服をすべきでない薬はたくさんあります．また有機化学物質や放射線など，職場で暴露される可能性のあるものには注意が必要です．妊娠前に自分の環境でどのようなものが危険か確認すると良いでしょう．

3. サプリメント： 二分脊椎症の予防に葉酸の接種が妊娠前から推奨されています．その他にも鉄分やマルチビタミンといったサプリも上手に使用して欲しいものです．

そのお薬は本当に必要ですか？

　生活習慣病など，慢性的な病気で通院していると，だんだん服用している薬の種類が多くなってしまいます．最初に飲み始めたときには，それぞれ飲む理由があった薬だと思います．しかし，いまでは不必要になってしまった薬，いろいろな診療所で出してもらってそのまま何となく続けている薬もあるかも知れません．

　薬をのむのはいいことばかりではありません．副作用（害）は一定の割合で起こるので，薬をたくさんのむほど起こりやすくなります．副作用には予測できるものもありますが，多くの種類を同時にのんでいるほど予測はむつかしくなります．また，多種類のくすりをのんでいるとお互いが影響し合って予想外の副作用が起こることもあります．薬は多い方がよいと考えて，やたら薬を出してくださいと医師に頼むのも考え物です．

　もちろんのみ続けることが必要な薬もありますから，自分で勝手に判断して止めてはいけません．くすりの種類が多いと感じたら，整理できないかを総合医・家庭医に相談してみましょう．

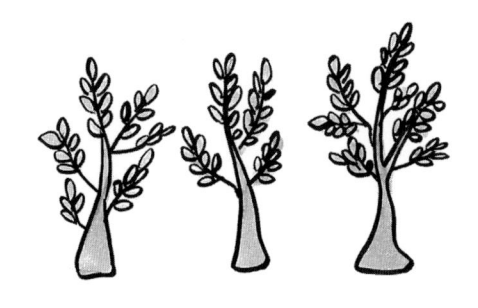

質の高い医療を受けるための「賢い選択」

　質の高い医療を受けてもらうために治療や診断のガイドラインが作られてきています．インターネットで患者も内容をチェックできる時代になってきています．ガイドラインは，患者にあった適切な診療を供給するためのもので，大切な症状を見逃さないために，有害なあるいは無駄な検査や治療を受けないためにも有用です．

　日本に比べて米国では特に医療費に対しての意識が高いので，ガイドラインの順守がなされているのではないかと思われがちですが，その米国でも，腰痛症について全国規模で調査したところ，そうではないという結果がでました(JAMA内科雑誌2013年7月29日電子版)．足のしびれや麻痺などの神経症状，熱などの感染症の症状，体重減少や癌の病歴などの悪性腫瘍を示唆する所見などがなければ，腰痛があっても，画像検査はその後の結果に影響を与えず，無駄であることが知られており，このことは多くの学会からの賢い選択をとの提言(Choose Wisely)(http://www.choosingwisely.org/doctor-patientlists/american-academy-of-familyphysicians/　医師も患者も問い直すべき15項目)が出ていますが，効果がないようです．

　やはり，患者も医師もその場になると，理性的にふるまえない傾向があるようです．今後，賢い患者・医師間では，限られた資源の有効利用という点で，医療費の使い方のルールや検査・治療の有害性について見つめなおす必要はあるようです．

救急車を呼ぶということ

　入院された患者さんの家族からこんな話を聞いたことがあります．
「救急車で病院に運ばれて，心臓マッサージなど救急処置を受け，命はとりとめたが意識は回復せず植物状態になってしまった．高齢で，もうずっと寝たきりだったから，最後はやすらかに逝って欲しかったと思う．命が助けてもらったことには感謝しているが，こんなはずではなかったという想いがぬぐいきれない．」
　救急車を呼ぶと，救急隊も病院も医療側は救命／延命をして欲しいという意思表示をしたという前提で動きます．事態が切迫していることが多いため，いちいち意志を確認していては，救命しなければならない場合に手遅れになってしまうためです．
　実際には，そこまではっきりした考えはなかった，ただ，動転したので救急車を呼んだというケースは多いと思われます．こんな行き違いを少しでも少なくするために，自分や家族がもしもの場合にどうするかを話し合って文書に残しておくとよいでしょう．またこんなことも話し合える総合医・家庭医をかかりつけに持ちましょう．

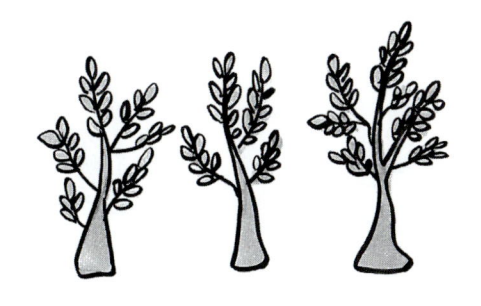

「腰痛は腰の病気だけにあらず
　　（身体も心も生活も全て繋がっている）」

　腰痛の原因はさまざまなところに隠れています．例えば生活や仕事をする際に，間違った姿勢で重いものを持ち上げたり，悪い姿勢で同じ作業を繰り返したり．どのような姿勢が腰に負担をかけるかということは，実際に腰を痛めるまで分からないものです．

　また腰が痛くなってからどのように運動習慣を取り入れられるか，ということも大きな問題です．「運動しなくちゃいけないことはわかっているんだけど・・・」という方も多いことでしょう．腰痛が慢性化した場合には精神的にも負担がかかります．うつ病の発症率が上がるという報告もあるのです．

　このように，「たかが腰痛」と思っていても，生活の見直し，運動習慣の確率，精神面でのサポートなど様々な角度から「腰痛」をうまくコントロールすることが必要になります．もちろん問題は腰痛だけではなく，腰痛を抱えながら他の病気にもかかってしまうかもしれませんし，腰痛が治っても腰痛のことを気にしてくれる病院はなかなかありません．そのためにも上手に家庭医・総合診療医をかかりつけ医にもち，痛みのある腰だけでなく全体的な健康を見守ってもらうことが大切です．

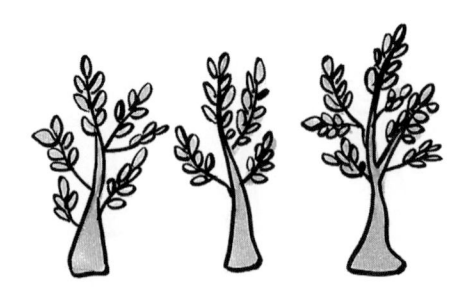

第4章

総合診療研究ニュース

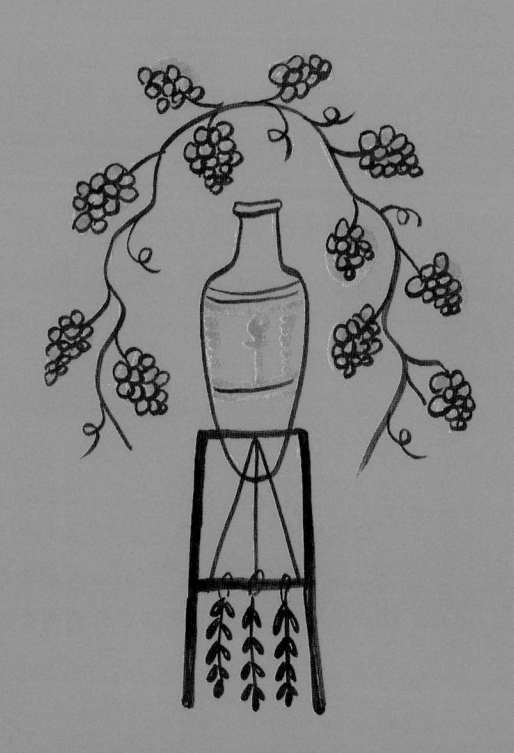

筋力が強い男性は死亡率が低い

　適度な運動が心肺機能を向上させ心血管系の病気（心筋梗塞など）の発症を減らすことはよく知られている事実です．運動の成果の1つの指標である「筋力」が強い人は結果として心血管系の病気が少ないこともわかっています．20～80歳の米国人男性8,762人について筋力を測定し，その後平均約19年追跡し，死亡率と死亡原因を分析した研究結果が最近発表されました（ブリティッシュ・メディカル・ジャーナル2008年7月7日号）．この結果によると，筋力が強い人は，心血管系の病気だけでなく，がんによる死亡率と総死亡も少ないことが報告されました．筋力と病気との関係については，さらに今後調査されてくるテーマだと考えられますが，筋力トレーニングは適切に行われた場合，健康によい影響をもたらすことが期待できそうです．

小児への肺炎球菌ワクチンの導入効果

　予防接種は家庭医・総合診療医にとって大切な業務の一つですが，この度，米国において小児への肺炎球菌ワクチンの導入効果を評価する研究結果が発表されました．ワクチン導入前の1997～99年，そして2000年の導入を経た2007～09年の肺炎球菌に関連する年間平均入院数を比較したところ，導入前に比べて10万人あたり55人の減少，言い換えると年間に推定16万8千人の入院が減ったことが判明しました．特に2歳以下の小児においてその効果が最大であったという事です．
　日本においてもここ数年ようやく小児への肺炎球菌ワクチンに対する公費負担が認められ，全国で当たり前のように接種することができるようになりました．ただ，水痘，おたふくかぜ，B型肝炎など海外では公費負担されている予防接種が日本では自己負担となっている状況はまだ残っています．我々医療者が必要性を唱えるのは当然ですが，国民全体で予防接種の推進の気運を高めることが一層望まれます．

膝の痛みに対する薬剤の研究

　世界的に権威のある英国医学雑誌（British Medical Journal）2010年9月号に，日本でも「関節の痛み」に対して，大衆薬として一般的に使用されているグルコサミンやコンドロイチンに関する研究が発表されました．変形性膝関節症及び股関節症に対するグルコサミン，コンドロイチンの効果を調べるいくつかの研究をネットワーク・メタ分析という手法で検討したところ，レントゲン上の関節の変形への効果と自覚的な痛みに関して，プラセボ(偽薬)にくらべて効果があるということはなかったとのことです．ただ，痛み自体を客観的に測定することは難しいので，一概にグルコサミンもコンドロイチンも「効かない」ということはできませんが，痛みがよくならないのに，これらに頼ってしまったことは問題があります．

　膝の痛みについては，様々な研究から，実は大腿四頭筋訓練という運動がもっとも効果があることが，研究により証明されており，こうした科学的事実をもっと広めていきたいものです．

パーキンソン病患者における太極拳と姿勢の安定性

　パーキンソン病では，今回特集の転倒を起こす，平衡障害などを来たします．一般的に運動が進められていますが，どのようなプログラムがよいかはあまりわかっていませんでした．

　米国の一流内科雑誌（NEJM）の2012年2月9日号に興味深い報告がありました．ランダムに軽度〜中等度のパーキンソン病患者を太極拳群，おもりの負荷をかけたレジスタンス訓練群，ストレッチ群に分け，運動前との変化をいろいろな指標を使って比較計測したところ，太極拳群が他の群より良い結果となり，さらに運動耐容能の改善と転倒の減少も見られたとのことです．太極拳，侮れませんね．

電子カルテが診察に与える影響は？

　今多くの病院・診療所で電子カルテが紙カルテに代わって使われ始めています．ある日から診察室にどんと居座ったコンピューターやモニター画面に違和感を感じた方もおられるかもしれません．

　今回，海外でその電子カルテが診察に与えた影響を検証した研究をご紹介します．場所は米国ですが，170人の患者に電子カルテ導入前後のインタビュー調査をしてみたところ，当初安全面などにやや不安を感じていた患者が，意外にも情報への素早いアクセスと医師・患者での円滑な情報共有，効率の良い作業，「現代らしいスタイル」に高い評価を与えていることがわかりました．

　医師も画面だけ見ると視線が合いづらくなることを意識して，体の位置を変えながら画面を患者と一緒に見ながら入力するように工夫したり，検査結果を患者と一緒に見ることが増えたりと，明らかな行動の変化が見られました．患者も医師も新しい情報機器に適応しようとしていることがよくわかります．

　電気製品の好きな日本人ですから，米国以上に適応は早いかもしれません．皆さんも電子カルテの導入を，医師とのコミュニケーションを考えるきっかけにしてみてはいかがでしょうか？

病は気から？

　米国の内科雑誌（ArchIntern Med 2011, 171:134Gulliksson Mら）によると，心筋梗塞など冠動脈（心臓を養う血管）の病気のあった患者さんを2群に分けて，通常の治療の上に載せた，ストレスマネージメントなどの認知行動療法の効果をみたところ，心筋梗塞などの再発率が有意に低かったとのことです．

　また，英国の医学雑誌（BMJ. 2010, 341:c4165　Delbaere Kら）は，転倒に関して，500名の高齢者（70－90歳）について，身体的なリスクの状態と心理的状態の観察を報告しています．身体的にリスクが少ないのに，転倒のリスクを自分で多く感じている（転倒を恐れている）高齢者の方が，実際に転倒が多かったそうです．

　人間は機械ではなく，生身の人間であり，病気のきっかけ，事故のなりやすさに，心の持ちようがあることを示した研究だと思います．

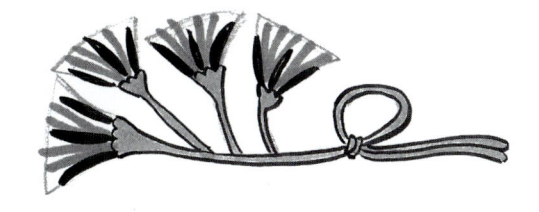

質の高い家庭医・総合医を増やすと　　　　　　高齢者の健康状態がよくなる

　プライマリ・ケア医を増やすと高齢者の健康状態がよくなるという研究結果が米国で発表されました（Chang CH, Stukel TA, Flood AB, Goodman DC. Primary care physician workforce and Medicare beneficiaries' health outcomes．JAMA．2011 May 25;305(20):2096-104）．

　高齢患者の健康管理には，全身を診るという視点でのケアが重要となります．家庭医・総合医は，身体の病気のみならず，こころの病気や社会的な問題に対してもケアできる存在です．上のコラムでも，家庭医・総合医が，高齢患者の「くすりの整理」の調整役として重要な役割を果たすことがわかりました．全人医療を提供できる家庭医・総合医が医師人口のうちで大きな割合となれば，我が国の高齢者医療がもっとよくなることが期待できると思います．

　高齢者医療を充実させることが地域医療の再生に必要であると思います．医療政策は政治家と官僚だけで決められるのではなく，市民の声を反映させることも重要と思います．全人医療を提供できる，「質のよい」家庭医・総合医の割合を増やすことができるような政策誘導もときには必要になると考えます．

健康情報を理解する力が低いと病気（心不全）の人の寿命が短くなる

　健康情報を理解する力が低いと病気（心不全）の人の寿命が短くなるという論文が発表されています (JAMA. 2011;305(16):1695-1701)．1,494人の心不全の患者に対する調査が行われ，3つの質問を基に，患者が健康情報を理解する力を「適切」，「低」に分類しました．
　「病院で医療関係の文書を読む際にどのくらい他人に援助してもらいますか．」「医療関係の文書が難しいために自分の病状を知ることにどのくらい問題を感じますか．」「医療関係の文書に記入するのにどのくらい自信がありますか．」健康情報を理解する力が「低」の患者では寿命が短くなる傾向があることがわかりました．
　自分の病気に対する理解が足りないと，治療もいまひとつうまくいかないようです．お医者は専門家なのだからと，病気のことは他人まかせにするのではなくきちんと自分で理解する努力をして治療に参加するという心構えが大事です．

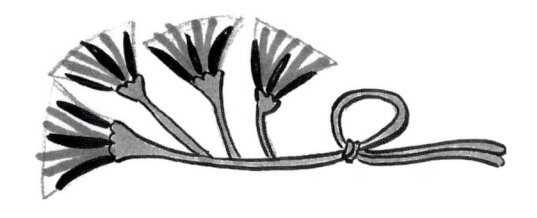

胸のレントゲンを毎年撮っても
肺がん死亡率は下げられない

　癌で死なないためには早期発見，早期治療が原則といえます．そのために住民検診や職場の健康診断で胸のレントゲンを撮影する機会はありますが，特に症状のない人に胸のレントゲンを毎年撮影しても肺がんの発症率・死亡率共に変わらないという研究結果が発表されました．米国の55〜74歳の成人15万人あまりを対象に行われた研究で，約半数の人が毎年4年間にわたり胸のレントゲンを撮影され，残りの半分の人はそのような撮影を勧められませんでした．最大13年間にわたって調査は続けられましたが，結果として胸のレントゲンを4年間撮影しても肺がんの発症率は変わらず，死亡率も変えられないという結果になりました．　今回の研究では検診自体は毎年×4年間という限定的なものですが，様々な計算から4年間で十分な差が出るはずだという根拠に基づいたものですので，長くやればきちんと差が出るに違いないということでもなさそうです．これまで「レントゲンが問題なかったのだから大丈夫」と思われていた肺がん検診ですが，今後は違った方法での検診方法の確立が待たれるところです．

Oken MM,et al; PLCO Project Team. Screening by chest radiograph and lung cancer mortality: the Prostate, Lung, Colorectal, and Ovarian (PLCO) randomized trial. JAMA. 2011 Nov 2;306(17):1865-73.

副鼻腔炎には抗生物質が効くか？

　風邪をこじらせた際に鼻が重苦しくどろっとした鼻水と頭痛，そして微熱などの不快な症状が続く急性副鼻腔炎．よくある病気ですが，抗生物質が使われることが多く，多くの医師も特に疑問を抱くことなく治療してきました．しかし，今年2月にアメリカの医学会誌（JAMA）に掲載された論文では，そうした抗生物質の効果に疑問が投げかけられています．

　3年の間に急性副鼻腔炎と診断された166名の成人に対し，ばらばらに抗生物質もしくは偽の薬（プラセボ薬）を割り当てて10日間内服してもらいました．両者で症状の程度を3日後，7日後，10日後に調べてみましたが，ほとんど違いがなく，あっても意味がないほど小さいものでした．もちろん，これで抗生剤が無効と結論づけられるわけではありませんが，改めて抗生物質を使うべき場面に関して慎重な判断が必要なことを教えてくれました．

　日本でも抗生物質については，「強くて効く薬」というイメージが強いのですが，こうした事実をもっと多くの皆さんに知ってもらい，医師と患者が賢く適切な治療を一緒に選んでいきたいものです．

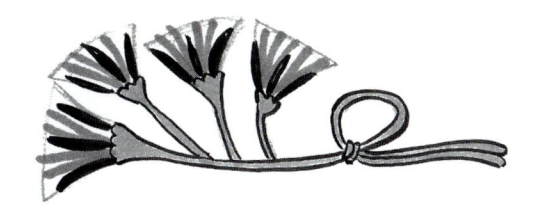

高齢者のワクチン接種

　老健施設入所者に対する肺炎球菌ワクチン接種は，肺炎球菌肺炎を予防し，肺炎球菌肺炎による死亡率を低下させるという研究結果が発表されています（BMJ 2010;340:c1004）．

　これは，日本で行われた研究です．老健施設入所者1006人で肺炎球菌ワクチンを接種したグループ502人とワクチンと区別のつかない偽薬を接種したグループ504人に分けて26ヶ月以上追跡したところ，ワクチンを接種したグループの方が，肺炎球菌肺炎の発生（2.8％対7.3％）もによる死亡（0％対35.1％）も少なかったという結果になりました．肺炎球菌ワクチンは高齢者の肺炎球菌の予防に効果があることがわかりました．

　肺炎球菌肺炎は，高齢者がかかる細菌性肺炎の中で最も多く見られる肺炎で，重症化して命取りになることがあります．高齢者では，ワクチンの接種を検討してもよいと思われます．

注：この研究で使用された肺炎球菌ワクチンは従来からある成人向けの23価肺炎球菌ワクチンで，最近小児向けに開発された7価ワクチンとは異なるものです．

気分とかゆみ

　痛みの感じ方の強弱は，陽性感情（元気，幸せなど），陰性感情（緊張，神経質など）と関連することが既に知られていましたが，最近かゆみについても同じような傾向が科学的に証明されました．英国皮膚科学会誌（British Journal of Dermatology）2012, 167：262 - 269 によると，健康な 59 名の女性を 2 群に分け，陽性・陰性感情をフィルム映写によって起こして（この感情の変化も質問表で確認），電気的刺激，ヒスタミン炎症を起こす，体内にある化学物質）刺激，寒冷刺激を与えてその感じた痛みやかゆみの自覚を数値で表現してもらい比較しています．電気的な刺激では差はでませんでしたが，ヒスタミンや寒冷刺激では差が出ました．感覚の自覚の強さは，陰性感情で強くなるようで，かゆみや痛みが強くなれば余計に陰影感情が増し，さらに症状がつよくなるという悪循環を来たすような仮説が成り立ちそうです．不安を強めることなく，元気に，楽しく過ごすという事が症状の軽減にも有用という科学的証拠の一つだと思います．

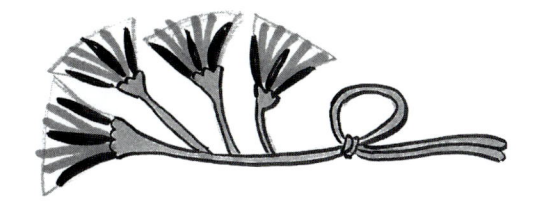

サプリメントは体に悪くない？

　多くのサプリメントが商品として巷にあふれる現代です．体に良いだろうと考え，または人に勧められてサプリメントを使用する方も多いのではないでしょうか？

　ところがサプリメントの中には含有成分がはっきりしないもの，製造過程で品質の管理が充分でないもの，認可されていない物質が混入しているものなど様々なものがあり，特に輸入製品では注意が必要です．

　米国で21,169人の成人を対象に行われた調査では全体の8％程度の人が腎臓に有害と考えられるサプリメントを使用していたそうです．実際には慢性腎臓病を抱えた人も同じ割合で使用しており，その影響が気になるところです．慢性腎臓病にならないようにすることが一番ですが，もし慢性腎臓病を抱えてしまっても腎臓に有害なサプリメントを使用し続けることは避けなくてはなりません．

　たかがサプリメントと考えずに，ぜひ医師に相談してから上手に使用していただきたいものです．

Grubbs V, Plantinga LC, Tuot DS, Hedgeman E, Saran R, Saydah S, Rolka D, Powe NR; Centers for Disease Control and Prevention CKD Surveillance Team. Americans' Use of Dietary Supplements That Are Potentially Harmful in CKD. Am J Kidney Dis. 2013 Feb 12.

ビタミンEの摂り過ぎについて

　ビタミンEはアンチエイジング効果があるとされて人気のあるサプリメントです．最近まで，多く摂取しても害はないと考えられてきました．

　しかし，2005年にメタ分析という手法を使って19のランダム化比較試験研究をまとめた研究（患者数135967人）が発表され，ビタミンEを1日400IU（600mg）以上摂取する人はそうでない人に比べて，死亡率が上昇してしまう可能性が示されました（Miller ER 3rd, Pastor-Barriuso R, Dalal D, et al. Meta-analysis: highdosage vitamin E supplementation may increase all-cause mortality. Ann Intern Med 2005; 142:37.）．

　この結果が正しいのかどうかはまだ確かめられていません．また，何故死亡率が上がるのか原因も分かっていません．ただ今の時点で言えることは，やみくもにビタミンEを大量に摂らない方が安全なようです．

　厚生労働省が公開している「第6次改訂日本人の栄養所要量について（2000）」にも，ビタミンEの許容上限摂取量は，12歳以上の男女で600mg/日とされています．

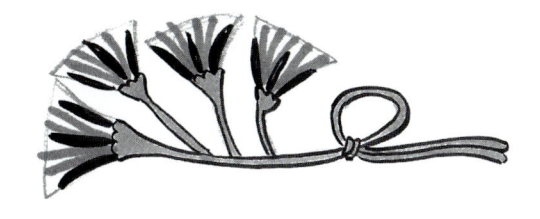

炎症は脳にも働き，全身の老化の方向へ脳が指揮棒を振っている

　一般に老化は，一部の臓器だけに起こるのではなく，その個人の臓器が同じように起こってくることはよく知られています．また，炎症が老化を促進するということも分かっていますが，炎症反応と「全身臓器のコンダクター」としての脳（実は脳にあるホルモン分泌の調整センターである視床下部）の関係を示すデータが出てきました．

　Nature という著名な医学雑誌の米国アルバート・アインシュタイン医科大学の研究グループのネズミでの研究です（Nature 497 211 頁 2013 年）．簡単にまとめると，炎症は，ミクログリアと呼ばれる脳内の炎症に関連する細胞にシグナルを起こし，その付近の視床下部の神経細胞に働き，結果として性腺刺激ホルモン放出ホルモン（性腺を刺激するホルモンの放出を刺激するホルモン）の放出を減らすようになるというものです．このホルモンは全身に影響を与える働きを持ち，その低下は骨量の減少，皮膚の萎縮，筋力低下，記憶減退につながっているとされています．炎症は脳にも働き，ホルモンを介して全身の老化の方向へ脳が指揮棒を振っているということです．もちろんこのホルモンだけではなく，他の要因もあると思いますが，大変興味深い結果ではないでしょうか．

満足度の対価

　医療を受けた結果がどうなるかをアウトカムといいます．患者さんにとって切実なのは，①死亡，②病気，③不快，④機能障害，⑤不満足の5つの悪い結果が減ることで，これらは患者中心のアウトカムと呼ばれます．特に家庭医療・総合診療の領域では患者さんの満足度も病気が治ることや死亡が減ることと並んで重要視します．

　最近，米国で患者集団を満足度に従って4分割して調査した結果，患者満足度が最も高い患者グループでは，最も低いグループに比べて，救急医療の利用は少ない（0.92倍）が，入院（1.12倍）・総医療費（8.8％）・薬剤費（9.1％）が大きく，死亡率（1.26倍）も高かったという報告がありました．(The Cost of Satisfaction. Arch Intern Med. 2012;172(5):405-411.)

　満足度を高めるために，あまりにも患者の好みに沿った医療が行われたためではないかという考察はなされていますが，現象としてこういう事がみられたというだけで，詳しい因果関係は分析されていません．また，これは米国での状況で日本には当てはまらないかもしれません．これからもっと研究をすべき課題なのでしょうが，ひとつの視点に執着する危うさとともに「良薬は口に苦し」のことわざをあらためて思い起こしました．

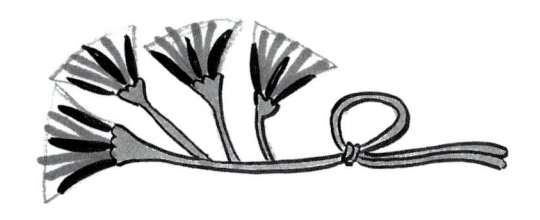

腰痛の予防

　今回の特集にもありましたが腰痛は３人に１人が半年以内に再発してしまいます．医師も腰痛は再発することが多いとわかっているので，何とか効果的に腰痛再発を予防したいと思っています．これまで腰痛予防に関して様々な研究がなされてきました．

　これだけで必ず予防できる，という方法はないものの，様々な研究をまとめて評価した場合に，「腰痛予防エクササイズ」が効果があることが分かりました．(Choi BK, Verbeek JH, Tam WW, Jiang JY. Exercises for prevention of recurrences of low back pain. Cochrane Database Syst Rev. 2011;(1):CD006555)

　この研究で明らかになったポイントはこのような腰痛エクササイズは腰痛があるうちから始めない，ということです．なぜか腰痛が治った後にきちんとした腰痛予防エクササイズを行うほうが，腰痛があるうちから予防を始めるよりも効果があるのです．

　皆さんも，腰痛が治ったからといって放っておくのではなく，治った後も病院に行ってリハビリや腰痛予防エクササイズをしっかりと行うと再発予防に繋がるはずです．

　腰痛予防エクササイズはインターネットでも様々なものが検索で見つかりますので，自分にあった方法を試してみると良いと思います．

http://www.skk-health.net/youtsu/youtsu3.pdf
http://www.city.higashiomi.shiga.jp/cmsfiles/contents/0000000/246/koshiitayobou_6842.pdf

第5章
こんなとき総合診療科
（家庭医療科）へ

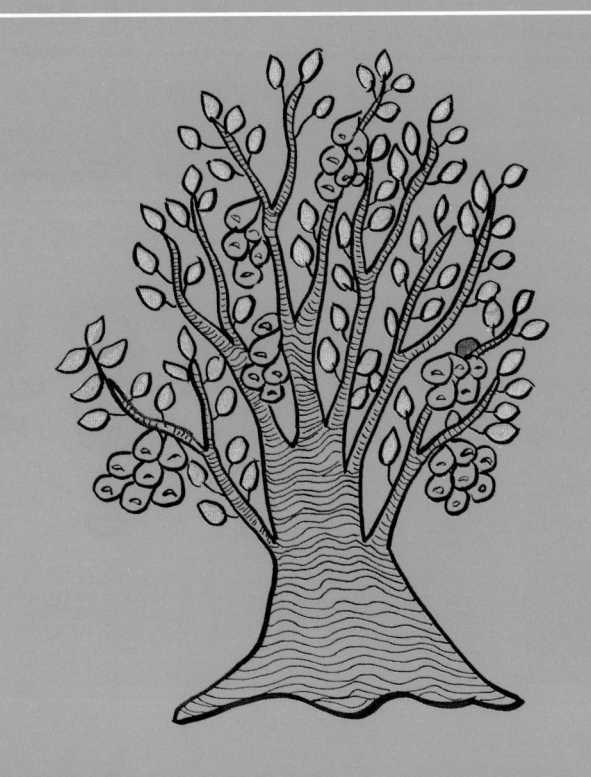

頭痛

　頭痛は一般的にとてもよくみられる症状です．頭痛は，脳腫瘍や脳出血といったような脳の構造の問題から起こることは少なく，形の変化として捉えられないものが多いのです．原因の多くは，緊張型頭痛（きんちょうがたずつう）と片頭痛（へんずつう）です．

　緊張型頭痛では，頭重感または頭部がしめつけられるような持続性の痛みが特徴で，肩こりや頚の痛みを伴うことが多く，夕方に症状が多いことが知られています．

　一方，片頭痛はズキンズキンというような拍動性の頭痛が特徴で，多くは片側性ですが左右両側にもおこることもあります．視野の一部が輝いてみえるような前兆や吐き気を伴うこともあります．いわゆる「頭痛持ち」の人は，自覚症状で緊張型頭痛や片頭痛がわかりますが，それ以外の人でも緊張型頭痛や片頭痛を起こすこともあります．もちろん，頭痛の原因にはこのほか数多くの病気があり，適切な治療が救命や後遺症の軽減につながることもあります．なかでもくも膜下出血，脳出血，髄膜炎・脳炎，急性緑内障，化膿性副鼻腔炎（かのうせいふくびくうえん），側頭動脈炎（そくとうどうみゃくえん），帯状疱疹（たいじょうほうしん）などが大切です．

　頭痛で受診する場合，これらのさまざまな原因を鑑別し適切な処置をするためにも，総合診療科（総合内科，家庭医療科）への受診をお勧めします．

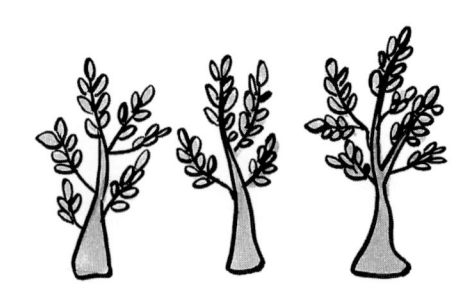

糖尿病は，家庭医・総合診療医の得意分野

　糖尿病の疑いがあるといわれたとき，一体どうしたらよいのでしょうか？　糖尿病専門医への受診が必要なのでしょうか？　糖尿病は本号でも詳しく取り扱ったように国民病であり，様々な治療薬に加えて食事療法や運動療法を行い，心臓・目・腎臓などへの合併症を防ぐことが重要です．まさに，総合的なケアが求められ，家庭医・総合診療医の得意分野といっても良いでしょう．

　最近，糖尿病治療において副作用の観点から避けられてきたビグアナイド剤の重要性が再評価されつつあります．用量に気をつければ副作用はほとんどないのに加え，今までよく使われてきたスルホニルウレア剤と比べて心筋梗塞や脳卒中を予防する効果が強いことがはっきりしてきたからです．しかも，体重を増やさないという大きなおまけもあります．家庭医・総合診療医はこうした最新の医学研究にも常に配慮しながら治療を提供しておりますので，どうかケアの質に不安を抱くことなく受診して頂ければと思います．

長引く咳

　かぜを引いてなかなか咳が引かない．かぜがこじれたのではないかと心配になって病院を受診する．こんなこと，よくあるのではないでしょうか？かぜのあとの咳は思っている以上に長引くことが多く，1〜2週間続くことは実はよくあることです．熱がなかったり，痰が多過ぎない場合，胸のレントゲンに異常がない場合などは3週間程度まで様子を見ることもよくあります．では咳が1か月以上も続く場合には本当に様子を見ておいて良いのでしょうか？医学的には8週間以上続く咳を「慢性咳嗽（まんせいがいそう）」と呼びますが，様々な原因によって引き起こされます．主なものとしては喘息，胃食道逆流症，薬の副作用（特に高血圧の薬の一部など）があり，その他にも肺の病気（肺線維症，慢性閉塞性肺疾患：COPD，肺がんなど）や心臓の病気（心不全），リウマチなどの膠原病，腎臓の病気などで咳が出現することもあるのです．長引く咳が気になったら，ぜひ総合診療科を受診してみて下さい．

高血圧症の患者さんの相談相手

　高血圧症は非常に一般的な健康問題ですので，大多数の方は近所のかかりつけ医＝家庭医に通院していると思います．では，高血圧症の専門医っているの？と聞かれれば，「イエス」です．高血圧症でも，様々な薬を使っても，なかなか血圧がさがらないもの，なんらかの内臓疾患の問題による高血圧症が疑われる場合は，大きな病院での精密検査が必要となりますので，かかりつけ医から専門医に紹介されることもあるのです．ですので，血圧は近くの家庭医にということは，一概にはいえないところもあります．

　とはいっても，大多数の高血圧症の方は家庭医と長くお付き合いすることになります．高血圧に対する食事や運動のしかたの指導は家庭医の得意とするところですし，そもそも家庭医の診療哲学は，単に「高血圧症の患者さん」という捉え方でなく，一人の個人としての○○さんにとって，様々な健康問題の相談相手になることにあります．ぜひ，血圧以外で気になること，あるいはご家族の健康に関することも，相談してみてください．きっと良いアドバイスをしてくれると思います．

具合が悪いのに異常がないといわれた

　日本の医療は，ＣＴやＭＲＩなどのハイテク機器を駆使して「形に異常が出る」病気を見つけるのが得意です．先進医療を目指して努力してきた結果，この分野ではおそらく世界一といっていいでしょう．反面，異常がないのに具合が悪い（症状が強い）場合には，行き詰まってしまうことがあります．たとえば，うつ病などを代表とするこころの病気でも身体の症状が出ることはよくありますが検査しても異常は見つかりません．

　こんなときは家庭医療科・総合診療科を受診してみて下さい．病気のあるなしよりも，あなたのためにどうするのが一番良いかを考えて総合的な判断をしてくれる医師に出会えるでしょう．

たかがいびきとあなどるべからず

　自分のいびきはいざ知らず，他人のいびきは我慢できない方，いらっしゃいませんか？　そんな時，うるさいいびきがすっと止まって，「あぁ，良かった．さぁ寝よう！」と思われるかもしれません．しかし，こんな時こそ要注意です．

　本号の特集で不眠の原因として扱った＜睡眠時無呼吸症候群＞という病気が，まさにこうした強いいびきと短時間(10秒以上)の呼吸停止が繰り返される病気です．日本人の3～4%がこの病気を持っており，太ってのどが狭くなった肥満の方のみならず，あごの小さな方にも多いことが明らかになっています．

　この病気を持つと，睡眠中もごく軽い目覚めを頻繁に繰り返している状態となりますので，大いびきで寝ているようで寝ておらず，日中に強い眠気が襲い，集中力低下や事故を起こしやすくなります．しかも，血圧の上昇，心筋梗塞や不整脈，更には脳卒中の危険も高まるなど，深刻な影響を全身に及ぼしてしまうのです．

　完全な診断にはポリソムノグラフィーという装置での評価が必要ですが，疑わしいなと思った際には是非身近にいる総合医・家庭医にご相談ください．あなたのお節介が命を救うかもしれません．

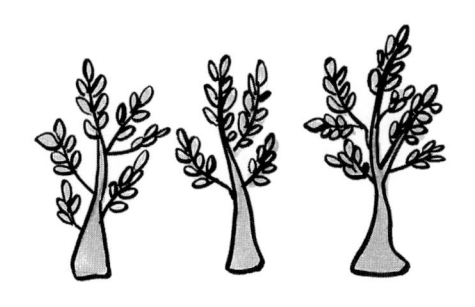

「医療の基地」のススメ

　徐々に体の動きが悪くなった，パーキンソン病ではないか，神経内科の医師にかかった方がよいかとなじみの70歳男性Aさんが相談にきました．話を聞くと，まだまだ仕事上は現役のAさん，1年前から，ストレスが高まって胃潰瘍気味となり，胃腸科では胃潰瘍の薬を処方されています．以前から循環器内科にかかっていて，降圧剤は10年まえから服用中で血圧は正常化しています．さらに排尿障害には泌尿器科，腰痛には整形外科にも行っているとのことです．診察室に入ってくる様子はゆっくりで，横になってから起き上がるのに大変時間がかかるようです．気分も落ち込んできて，心療内科にかかり，うつ状態と診断されたようです．

　知り合いの神経内科に紹介状を書くしかないかと思って，紹介状に経過を書きこんで，処方薬を確認してびっくり，１０種類以上の薬が投与されていたようです．

　特に高齢者では，複数の問題があることが多く，それぞれの専門医にかかることが多くなっています．多剤処方は珍しくありません．しかし，薬剤が多いことは副作用に苦しむ可能性も高まります．治療の優先順位や要否の判断は総合的な観点が必要です．個々の患者さんの治療優先順位の決定（トリアージ）を求める時は総合診療科・家庭医療科が適切です．専門医へのドクターショッピングの前に，総合的な視点を持った，総合診療科・家庭医療科を「医療の基地」になさることをお勧めします．

　ちなみにAさんですが，パーキンソン症候群は薬剤のためかもしれないと思い，薬を出来るだけ減らしてみてはと提案してみました．1,2ヵ月後には，動きが良くなってきて，3ヵ月後には降圧剤のみとなりました．

「薬の整理」をやってみましょう

　若いころは健康で頑丈であったひとも年齢を重ねるにつれて慢性病を持つことが多いと思います．高血圧，糖尿病，脂質異常症（ししつ いじょうしょう）などの生活習慣病をもつ割合は年齢とともに増えていきます．生活習慣病に加え，心房細動（しんぼうさいどう）のような不整脈や，大動脈弁狭窄症のような弁膜症も増えていきます．主としてたばこが原因ではありますが，慢性閉塞性肺疾患（COPD）も高齢者に多くなっていきます．消化器疾患では，胆石症や脂肪肝なども多いです．認知症（アルツハイマー病など）やパーキンソン症候群のような神経の病気も高齢者に多いことが知られています．最近注目されている，慢性腎臓病（CKD）も高齢者に多いのが特徴です．

　このような内科系疾患に加え，骨粗鬆症，骨関節症，過活動膀胱，前立腺肥大症（男性），白内障，緑内障などの病気をもつ高齢の方も多いと思います．50代で2つ，60代で3つ，70代で4つ，80代で5つ，90代で6つ，というように，持病をもつのが普通です．また，がんや心臓病，脳血管障害などにかかったあとで，いったんは軽快したとしても，その再発予防（2次予防）に努める必要もあります．臓器別の専門医に多数かかる人も増えてきています．

　それぞれの専門科担当医師から薬が処方され，合計でたくさんの種類の薬（10〜20種類以上）を内服している高齢者をときどき見かけます．もちろん，ひとつひとつの薬が処方される理由は正当ではあると思います．ですが，あまりにも多くの種類の薬を内服する場合には，飲み合わせによる薬物相互作用などで副作用が出やすくなります．家庭医・総合医に相談し，一緒になって「くすりの整理」をやってみましょう．とくに高齢者では，くすりの種類を減らすことも，ときには大事です．

どの科で診てもらえばよいかわからないとき

　現在では，少し大きな病院だと，内科でも呼吸器内科，消化器内科，循環器内科など細かく専門科に分かれています．

　たとえば，「咳」であれば，気管支や肺が悪いのではないかとある程度の見当がつくので呼吸器内科へ行けばよいかなとわかります．しかし，「だるい」，「体重が減る」，「熱だけで他にはっきりした症状がない」などの症状の場合，どの科の専門の病気なのかよくわかりませんね．いろいろな症状が重なっている場合も，どの科で診てもらえばよいかわかりにくいかも知れません．「ある科へ行ったら，ここの専門の病気ではないといわれすぐに他の科に回され，次もまた他の科に回された」など，ムダな時間と労力を費やしてしまうこともあります．

　そんなことがないように，助けになるのが総合診療科（家庭医療科）．診察をして，どこが悪いのか見当をつけどの科へいけばよいかアドバイスしてくれます．丁寧に話を聞いて相談にのってもらえるはずです．病院によって違いますが，最後まで総合診療科で診察・治療することもあります．カゼや胃腸炎などよくある病気，症状はあるのにどこが悪いのかわからない人，複数の病気をもっている人などを診る総合診療科が多いと思いますが，かかりつけ医と同じように慢性的な病気の管理，病気の予防，健康相談などを行うところもあります．

　どの科で診てもらえばよいか迷ったら総合診療科（家庭医療科）を受診しましょう．

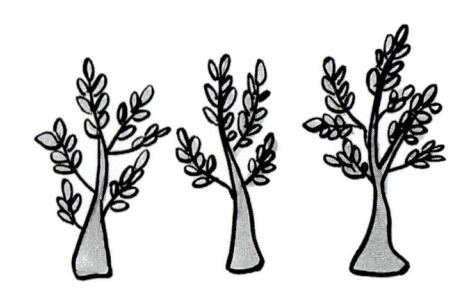

第5章　こんなとき総合診療科へ

検査が本当に必要か？　本当に役立つのか気になった時には

　2012年1月に米国内科学会の作業グループが費用に見合わず，価値が少ない検査のリストを作っています．

　例えば，無症状でリスクの低い人に対しての負荷心電図のスクリーニング，75歳以上の高齢者の大腸癌検診，胸部に問題のない可能性の高い時の術前胸部X線検査，診察で異常初見のない通常の失神の患者に対する脳CT/MRI検査，診察正常のいわゆる腰痛症患者の画像診断などです．

　基本的には，1）検査結果がその後の対処に影響するかどうか，2）その疾患である可能性（検査前確率と呼びます）が極めて低く，もし異常と結果が得られても，本当に病気がある可能性が高いかを考えようというものです．

　検査にはほとんどの場合，偽陽性（病気がない人を病気があると判定）と真陽性（本当に病気がある）が伴います．検査前確率が極めて低い時は，偽陽性（病気がない人を病気があると判定してしまうこと）の方が，真陽性（本当に病気があること）よりずっと多くなるのです．

　念のためにと行った検査が，たまたま大丈夫であれば安心につながるかも知れませんが，偽陽性であったら，その後大変な不便・負担となることもあります．

　上記のような疑問をお持ちになったら，総合的な判断ができる医師へ，総合診療科へ受診されることをお勧めします．

体重減少で癌が心配な時

　今回扱った体重減少の中でも，深刻な病気が悪性腫瘍，つまり癌です．癌が発見される時は，健康診断であったり，たまたまの検査で見つかったりと色々なのですが，時に癌に対する強い不安を感じておられる患者さんに出会い，検査を相談されることがあります．一般的な総合病院にそうした訴えで受診する際は，多くの場合，一通りの血液検査，消化管の内視鏡検査，CTやMRI検査，時にはPETなどの高度な検査が一度に予定され，全ての結果を確認後に「疑わしい」「問題なし」と診断されます．しかし，全てをやったという満足感はあるものの，画像に頼るが上に見落とされる点，金銭面あるいは肉体的にも負担が大きい点など問題も少なくありません．総合医・家庭医はまず病歴の情報を収集し，体を丁寧に診察し，様々な癌の確率を分析します．その上で，疑わしい癌に対して必要最小限の検査を病院とも連携しながら展開するという流れで対応し，時間も手間も節約できます．不安な時はまず身近な総合医・家庭医にご相談ください．

原因不明の発熱

　発熱の原因の多くは比較的簡単にわかります．のどが痛ければ，咽頭炎，下痢がひどければ腸炎など．熱に体の特定の部分の症状が伴っている場合は，症状がある部位が原因であることが多いのです．しかし，なかには熱だけで，他の症状がはっきりない，熱の原因の見当がつかないことがあります．現在の病院は，内科でも呼吸器内科，消化器内科など細かく専門科に分かれていますので，どの科で診てもらえばいいのか迷ってしまうことがあるかも知れません．ある科へ行ったら，「自分の科の守備範囲には原因は見つからない．ここの専門の病気ではない．でも他の科の守備範囲のことは分からない．」といわれすぐに他の科に回され，さらにまた他の科に回されぐるぐる廻っているだけでいっこうに原因がわからないなど，ムダな時間と労力を費やすだけで解決しないこともあります．こんなときは総合診療科の出番です．発熱のさまざまな原因を効率よく区別して適切な処置をしてもらうために，総合診療科（総合内科，家庭医療科）への受診をお勧めします．

健診は本当に必要か？

　日本では健診がよく行われていますが，コクラン共同計画という多数の研究論文を評価，総合的判断をする国際的なプロジェクトから，健診の効果を疑問視する結果が報告されました（BMJ 2012, 345 e7191）．無作為化試験16件を対象に，成人の一般健康診断の有益性と有害性を評価しています．健診未受診群と健診群の全死亡，心血管死，癌死のリスクには差はなく，さらに健診群で新規の疾患診断数は増加したものの，罹病率や入院率の低減効果も見られなかったとするものでした．余計な診断がつけば，さらに精査のための費用や合併症，心配による精神的負担も増えます．もちろん，これらのことは無症状の人々の集団に対して当てはまることです．症状やリスクの有無・程度で有用性は異なってきますので一概に言えないことも大切です．

　健康についての患者さんのスタンスは大変に多様であり，個々の場合どこまで調べることが有用かは個別性が重要です．一人一人の身体的体質や気質を含め，さらに健康に対する意識の違いを総合的に判断して，良いアドバイスができるのは，患者背景を十分に把握した家庭医や総合医が最も適しているといえると思います．

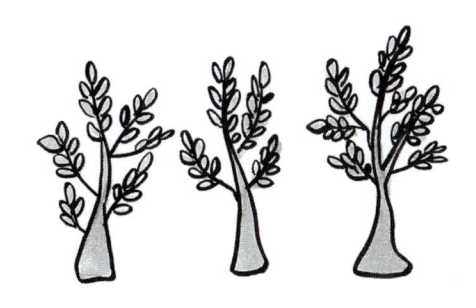

死を迎える準備について考えてみませんか？

　縁起でもないと思われる読者もおられるかも知れません．でも，人間はいつか死を迎えます．自分自身や大切な家族がどういった死の迎え方をするのが望ましいのか，考えてみることも必要ではないでしょうか．

　現代の医学は肉体（臓器）を治す方向に専門分化し進歩してきました．その結果，平均寿命も延びました．しかし，どんな状況でも延命しさえすればよいのか疑問をもたれる方もあるのではないかと思います．

　たとえば，意識がわるくなり自分で食事がとれない状態になった場合，どんな状態であっても生きているほうがよいのか，人間らしい生き方が出来ない状態になったらあえて延命のための努力はしないのか，どちらか一方が正しいということはありません．ひとりひとりが自分のための結論を出していかなければならないことです．

　こういった重いテーマについて話し合うのは初対面の医師では難しいでしょう．是非，身近な総合医・家庭医にかかりつけを作り時間をかけて相談してみましょう．

身近なかゆみ

　かゆみや発疹の原因には様々な病気が隠れていることがあります．毎日飲むお薬の中の副作用の可能性もあれば，感染症が原因のこともあります．ひょっとしたら肝臓の病気が隠れているかも知れません．かゆみを取ることだけを考えるのではなく，原因をできる限り探してそれに応じて対処することが再発を防いだり，かゆみの慢性化を防ぐためには大切です．そのためには内服している薬（サプリメントや市販薬，漢方薬も含め）を全て把握しておくこと，可能であれば受診する際に持参することも必要です．発疹がある場合は受診時には消えてしまうことがあるかも知れないので，写真をとったり体のどこに発疹が分布しているかを記録しておくと良いでしょう．意外と知らない間に洗濯用の洗剤が変わっていたり，シャンプーの中身が変わっていたりするためにかゆみや発疹が出ることもありますので，そうした生活環境の変化も受診前には十分確認しておくことが望ましいのです．

賢い患者になるために

　専門医の診断に納得がいかない時は，患者はどうしたらよいでしょうか？　もちろん，他の医師に相談したり，もう一度説明を求めるような話し合いをすることも重要です．でもなかなかはっきりしないことはありませんか？

　医師は患者の背景や症状から，3Cと言って，最もあり得るような診断（Common：よくみられる）を選び，また見逃すと危険な疾患（Critical：致死的な）や治療が可能な（Curable：治る）病気を念頭に考えていくことが多いのです．いったん危険な病気や3Cでないことがわかってしまうと，その後の症状持続があっても診断や症状の説明がはっきりしない時がたまに起こります．医師はこんなことわざを大切にしています．「蹄の音を聞いたら，まず馬を考えよ．シマウマ探しはするな」と．これは大切な原則です．めったにない病気は頻度が少なく，よくある病気が多いのは当たり前で，効率からはこれが正しいことが多いのです．でもまれにはシマウマもいることもあります．どうも診断がしっくりこない，納得がいかない時に，ドクターショッピングをする前に，「確かに先生方の診断はもっともと思いますが，もしその診断でなければほかにどのような疾患が考えられるでしょう？」と投げかけるのは賢い患者です．守備範囲の広い総合診療科や患者の家庭や背景をよく知っている家庭医療科ではきっとよい情報・レスポンスがえられることでしょう．

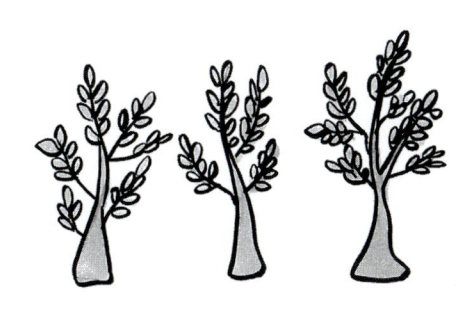

複数の病院にかかっているとき

　高血圧は内科，腰痛は整形外科，白内障は眼科，とたくさんの診察券を財布に入れて病院を掛け持ちしている方もいらっしゃると思います．健康を維持するのも大変ですよね．最近見つけた老人川柳でこんな面白いものがありました．「病院を３カ所回れる程元気」

　たしかに笑い話ではなく，元気でなければ複数の病院にかかることはできませんね．しかし，複数の病院にかかるデメリット，みなさんはご存知でしょうか？

　例えばお薬．皆さんが受診するそれぞれの病院では他の病院から処方されているお薬をきちんと確認してくれていますか？他の病院からのお薬が変更になったときもそれを常に気にしてくれているでしょうか？お薬を重複して処方されていたり，相互作用という組み合わせの問題もきちんと確認する必要があります．最近では病院の目の前にある院外薬局を利用する方が多く，複数の薬局を利用する方が多いようです．誰かがきちんと一括して注意を払ってくれると良いのですが，その役割を担うのが総合診療医・家庭医と言えるでしょう．

　みなさん，ぜひ家庭医を「あなたの健康管理の総合マネージャー」として利用してみて下さい．もちろんお薬の種類を減らす工夫や，飲まなくてはいけない薬とそうでない薬の優先順位もつけてくれますよ．

　それ以外にも，それぞれの病気の根本的な原因である生活の中に隠れている問題や精神的な原因への対策も家庭医はとってくれます．また必ずしも専門の先生でなくてもお薬を処方しながら上手に家庭医と専門の先生を使い分けることで「毎月３カ所の病院にかかる」ような大変さも軽減できるかもしれません．もしお住まいの地域でそのような家庭医がいるならぜひ家庭医を利用してみて下さい．

Index

い
「いのち」を愛する　40
いびき　153
医療の基地　154

う
うつ病　102

え
エビデンス　126
炎症　146

か
賢い患者になるために　161
賢く選ぶ百歳長寿　2
家庭医・総合医　138
かゆみ　75, 160
　——の原因　123
癌と妊娠の合併，妊娠中の薬剤使用　124

き
気分とかゆみ　143
救急車　131
筋力　134

く
具合が悪い　152
薬　129
　——の整理　155

け
原因不明の発熱　158
血尿　72
健康情報を理解する力　139
健康診断を受ける　24
健診は本当に必要か？　159
検査が本当に必要か？　157

こ
高血圧症　53, 152
甲状腺とむくみ　121
高齢者のワクチン接種　142
腰が痛い　110
ことばでいのちにタッチする　35
ころばない　22
転ぶ　78

さ
最期の時　62
サプリメント　144
三種の神器　18

し
死を迎える準備　160
質の高い医療　130
新型インフルエンザ　116
新ミレニアムにおける医のプロフェッショナリズム：医師憲章　13

す
水分の適量とは　30
睡眠剤　119
頭痛　150
スポーツ傷害　85

せ
せき，はな，のど　89

た
体重　81
　——が増える病気　125
　——減少　158
体調の変化　118

163

Index

ち 地域包括ケア　117

て 電子カルテ　136

と 糖尿病　50, 151
　　どの科で診てもらえばよいか　156

な 長引く咳　151

に 妊娠　128
　　認知症　46

ね 眠れない　58

は 肺炎球菌ワクチン　134
　　バイタルサイン　37
　　腹八分目　20
　　パーキンソン病　135

ひ 膝の痛み　135
　　ビタミンE　145

ふ フェイスブック　32
　　複数の病院にかかっているとき　162
　　副鼻腔炎　141
　　プロバイオティクス　127

へ 片頭痛　120

ま 慢性腎臓病　93
　　慢性閉塞性肺疾患（COPD）　28
　　満足度　147

み 看取り　106

む むくみ　68
　　胸のレントゲン　140

め 眼が赤い！　97

や 病は気から　136

よ 腰痛　132
　　──の予防　148

わ 私の運動法　26
　　ワーファリンと食事　122

「Patient Education Library」シリーズ　刊行開始

Patient Education Library ①「糖尿病療養指導が上手になる本」

- 大久保雅通　[内科(糖尿病)久安医院　院長]　著
- 定価　2,200円+税
- ●A5　●130ページ　●2014年2月
- ●ISBN 978-4-904865-13-2

- 本書の特色
本書は糖尿病療養指導士のためのミニマム・リクアイアメントから応用までがぎっしりと詰まった魅力的な本．

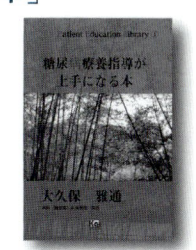

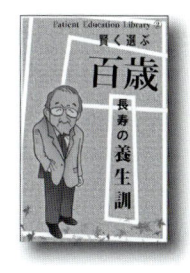

Patient Education Library ②「賢く選ぶ百歳長寿の養生訓」

- 徳田安春・大生定義　編集
- 定価　1,500円+税
- ●A5　●170ページ　●2014年9月
- ●ISBN 978-4-904865-18-7

- 本書の特色
本書は医師が語る「長寿のひみつ」が凝縮された一冊．

Kai SHORIN 株式会社カイ書林

〒113-0021　東京都文京区 本駒込4丁目 26-6
TEL　03-5685-5802　FAX 03-5685-5805
E-mail　generalist@kai-shorin.co.jp

「Patient Education Library」シリーズ ②
賢く選ぶ百歳長寿の養生訓

2014年9月30日　第1版第1刷 ©

編　　集　徳田安春・大生定義
発 行 人　尾島　茂
発 行 所　株式会社　カイ書林
　　　　　〒113-0021　東京都文京区本駒込4丁目26-6
　　　　　電話　03-5685-5802　FAX　03-5685-5805
　　　　　Eメール　generalist@kai-shorin.co.jp
　　　　　HPアドレス　http://kai-shorin.com
　　　　　ISBN　978-4-904865-18-7　C3047
　　　　　定価は裏表紙に表示

印刷製本　モリモト印刷株式会社
　　　　　© Yasuharu Tokuda

JCOPY　<(社)出版者著作権管理機構　委託出版物>

　本書の無断複写は著作権法上での例外を除き禁じられています．複写される場合は，そのつど事前に，(社)出版者著作権管理機構（電話 03-3513-6969, FAX 03-3513-6979, e-mail: info@jcopy.or.jp）の許諾を得てください．